효과가 뛰어난
최고의 민간요법 100

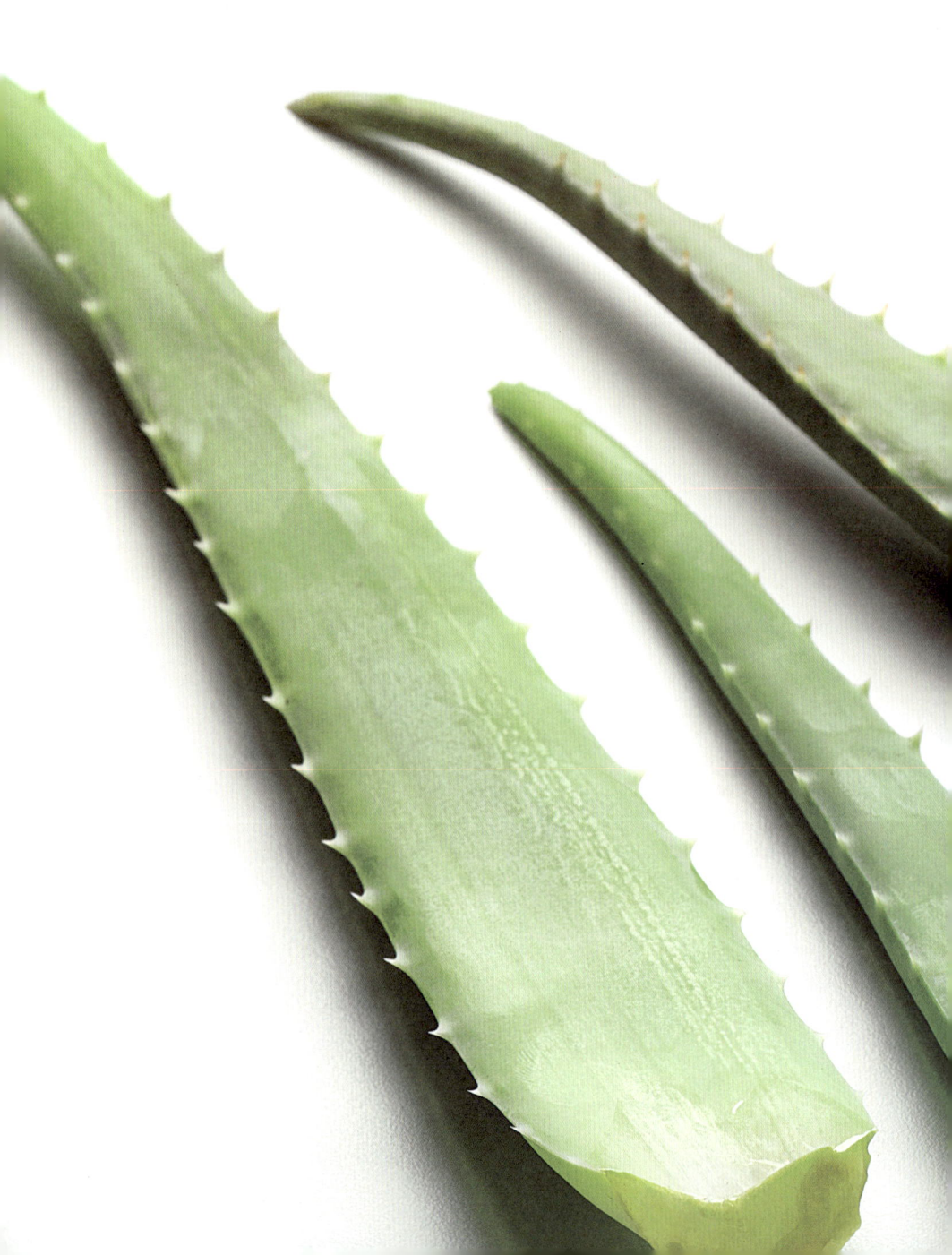

효과가 뛰어난
최고의 민간요법 100

사라 머슨 지음 | 최성희 옮김

아카데미북

효과가 뛰어난
최고의 민간요법 100

초판 1쇄 인쇄 | 2008년 1월 15일
초판 1쇄 발행 | 2008년 1월 25일

지은이 | 사라 머슨
옮긴이 | 최성희
펴낸이 | 양동현
펴낸곳 | 도서출판 아카데미북
출판등록 | 제13-493호
주소 | 서울 성북구 동소문동4가 124-2
대표전화 | 02)927-2345 팩시밀리 | 02)927-3199
e-mail | academy@academy-book.co.kr

ISBN 978-89-5681-079-9 / 13590

잘못 만들어진 책은 구입한 곳에서 바꾸어 드립니다.

THE TOP 100 TRADITIONAL REMEDIES

All rights Reserved.
Copyright ⓒ Duncan Baird Publishers Ltd 2007
Text Copyright ⓒ Duncan Baird Publishers Ltd 2007
Commissioned Photography Copyright ⓒ Duncan Baird Publishers Ltd 2007
Korean Translation Rights Arranged with Duncan Baird Publishers Ltd, UK
and Academybook Publishing Inc. Korea through PLS Agency

이 책의 한국어판 저작권은 PLS를 통한 저작권자와의 독점 계약으로 도서출판 아카데미북에 있습니다.
신저작권법에 의하여 보호를 받는 서적이므로 무단 전재나 복제를 금합니다.

www.academy-book.co.kr

| 일러두기
| 이 책에 나오는 정보는 의학적 치료와 조언에 상응하는 것이 아니므로, 임신 또는 수유 중이거나
| 건강 상태가 좋지 않은 분은 전문가의 상담을 거친 뒤에 실천하기를 바랍니다. 이 책에 나오는 치
| 료법과 레시피는 성인을 대상으로 했으며, 모든 조리법은 명시되지 않은 한 4인 기준입니다.

차례

- **들어가는 글 6**
- **과일류 10**
  레몬, 오렌지, 살구, 무화과, 파인애플, 라스베리, 딸기, 그레이프프루트, 사과, 크랜베리, 블루베리, 바나나, 파파야
- **채소류 24**
  시금치, 콜리플라워, 아보카도, 비트, 감자, 스쿼시호박, 셀러리, 아스파라거스, 아티초크, 고구마, 당근, 양배추, 브로콜리, 버섯, 토마토, 물냉이, 양파, 고추
- **콩류 43**
  렌즈콩, 대두, 팥, 검정콩, 병아리콩
- **견과류 & 씨앗류 49**
  아몬드, 호박씨, 해바라기씨, 아마씨, 브라질 너트
- **곡류 55**
  현미, 키노아, 현미, 메밀, 보리, 귀리, 조
- **허브류 63**
  감초, 펜넬, 에치나세아, 박하, 로즈마리, 세이지, 민들레, 유칼립투스, 알로에 베라, 인삼, 마늘, 컴프리, 승마, 느릅나무, 화란국화, 고추냉이, 엔더플라워, 타임, 쐐기풀, 산사나무, 세인트존스워트, 치커리, 라벤더, 캐모마일, 칙위드, 티트리, 레몬밤

- **향신류 91**
  계피, 생강, 강황, 카이엔 고추, 아니스, 육두구
- **슈퍼 푸드 98**
  새싹, 미역, 개밀
- **동물성 단백질 102**
  양고기, 소고기, 연어, 참새우, 굴, 닭고기
- **유제품 109**
  우유, 요구르트
- **그밖의 식품 112**
  커피, 차, 사과식초, 올리브유, 맥주 효모, 당밀, 꿀, 암염

질병별 효과적인 식품 121
영양소 목록 127
찾아보기 128

식품의 핵심 효능

항알레르기	해독
항박테리아	심장 강화
소염 작용	피부 건강
항바이러스	소화계 촉진
항산화제	면역력 증강
방부제	

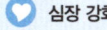
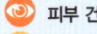
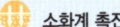
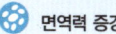

들어가는 글

건강은 인간의 본성, 환경 및 생활 양식 등 여러 가지 요소간 조화로운 균형 상태의 표시다. 자연은 질병의 치유자다.
― 히포크라테스

전통 민간요법은 오랜 세월을 통해 전해 내려온 안전한 치료법이다. 식물이나 식품 또는 쉽게 이용할 수 있는 재료를 이용하여 가정에서 만들고 행할 수 있다. 자연의 재료를 이용하여 건강을 지키고 회복하는 데 도움이 되는 전통 민간요법이 많이 이용되고 있는 것도 이 때문이다. 이러한 요법들은 많은 증상에 적용되어 치료에 도움을 줄 뿐만 아니라 초기 단계에서 질병을 치료하는 효과도 있다.

고대 이집트에서는 민간요법이 신화의 한 부분이었고, 성령의 믿음이 일상적으로 이용되기도 했다. 그리고 시간의 흐름에 따라 그것은 역사의 일부가 되었다. 히포크라테스를 비롯한 몇몇 의사들은 자신의 일을 기록할 때 이집트의 문화도 함께 서술하였다. 그 저서들은 오랜 세월 속에서도 살아남아 그리스도교 수도승들에 의해 이어졌고, 그 기록은 15세기 중기에 이르러 사람들에게 알려지게 되었다. 그 후, 유럽의 학자들에 의해 환각, 최면, 흥분 및 여러 가지 효능과 함께 식품과 식물에 대한 문자화와 해설화가 이루어졌다.

16세기에 이르러 유럽의 몇몇 의사들은 경험적인 관찰에 근거하여 식물에 관한 새로운 작업을 시도하였다. 몇몇 허브 요법은 일반 의약과 결합하여 이용되기 시작하였다. 하지만 1800년대에 이르러 전통 의약은 독립을 추구하였고, 그 결과 많은 나라에서 법률이 제정되었다. 즉 전통 있는 의약 학교에서 교육을 받지 않은 사람에게는 의약 업무를 금지시킨 것이다. 그로 인해 민간요법에 대한 회의론은 점점 굳어졌고, 의약학의 확립은 전적으로 실험실에서 생산되는 조제약에 집중되기 시작했다. 그 과정에서 옛날식 치료법은 신화에 기반한 민간요법으로 인식되었고, 심지어는 마법으로 간주되기까지 했다.

  그럼에도 불구하고 자연 요법의 효능에 대한 확신은 멈추지 않았고, 결국 1864년 'Medical Herbalists'라는 국제 기구를 설립하기에 이르렀다. Medical Herbalists는 허브 개업의를 중심으로 설립된 세계 최초의 전문 단체로, 이와 같은 조직 덕분에 민간요법에 대한 발전이 이루어졌다. 예를 들어, 약리적인 효과가 명확한 모든 식품이 건강을 개선시킨다는 고대의 생각은 과학적인 증명이 요구되는 현대에는 불충분한 민간 요법으로 간주될 뿐이다. 그럼에도 불구하고 자연 치료에 대한 연구는 여전히 행해지고 있다. 그리고 식물에 대한 지식은 그것의 의약적 효능으로 그 효과가 증명되고 있다. 이와

고대의 의약 요법

- 고대 이집트인들은 처음으로 향료 식물에서 추출한 정유를 사용하였다.
- 초기 아즈텍 사람들은 결핵을 예방하기 위해 마늘을 이용하였다.
- 로마인들은 딸국질을 치료할 때 양배추를 약간 넣은 식초를 마셨다.
- 로마인들은 그리스에서 의약 지식을 전수받아 여러 가지 민간요법을 발전시켰다.
- 피라미드를 짓는 동안 이집트 노동자들은 정신력을 유지하기 위해 매일 마늘을 먹었다.
- 로마인들은 이질에 걸렸을 때 전통적으로 달걀 껍질의 회분으로 혼합한 노른자를 먹는다.
- 아즈텍 사람들은 성욕을 자극하기 위해 아보카도 과육을 성기에 발랐다.
- 이집트인들은 사자, 하마, 고양이, 악어, 뱀의 기름을 혼합하여 대머리에 발라 머리카락이 나게 자극하였다.

같은 진전은 과학적인 교류로 인해 더욱 고무된다. 즉 실험과 경험을 통해 식물을 비롯한 자연의 산물들이 우리 몸에 효과적이라는 사실이 인식되고 있는 것이다.

민간요법의 이용

민간요법에 사용되는 대부분의 재료들은 실질적으로 효과가 있다. 식물은 토양에서 필수 영양분을 취하여 그것을 유용한 형태로 변화시킨다. 즉 식물은 흙에서 가져온 귀중한 영양소의 자연 저장고인 것이다. 옛 선조들은 그것을 이용할 수 있는 지혜와 상식을 가지고 있었다. 하지만 산업 혁명 이후 개발국의 토양이 심하게 훼손되면서 자연스레 식품의 양과 질도 떨어지게 되었다. 자연이라는 정원에서 최상의 것을 얻기 위해서라도 선조들이 지켜 온 습관을 따를 필요가 있다.

- 야생에서 자란 것은 자연의 산물이다. 개량종보다 더 효과가 뛰어나다.
- 빽빽한 공간에서 자란 것보다 여유 있는 공간에서 자란 것을 선택한다.
- 과일과 채소, 허브는 향기와 맛, 색깔이 좋은 것이 신선하고 영양이 풍부하다.

건강을 위한 민간요법 지침

- 모든 라이프 스타일을 앞서 간다.
- 유기농으로 재배한 것, 오염되지 않은 것을 먹는다.
- 가능하면 제철 식품을 먹는다.
- 천천히, 완전히 씹어 먹는다.
- 가공 식품과 정크 푸드를 피한다.
- 하루에 순수하고 깨끗한 물 2L(8컵)를 마신다.
- 일 년에 두 번 몸속의 독을 제거한다.
- 천연 섬유와 천연 재료로 염색한 옷을 입는다.
- 피부와 관련된 것은 화학 제품이 아닌 것을 선택한다.
- 화학 발한 제거제가 아닌 자연 소취제를 사용한다.
- 충분한 일광욕을 한다.
- 순환기를 자극하고, 매일 피부를 문질러 독을 배출한다.
- 자가 치유력을 유지하기 위해 충분한 휴식을 취하고 좋은 기분을 유지한다.
- 일주일에 적어도 3~4회 30분간 걷기나 요가, 필라테스 등의 운동을 한다.
- 가족이나 친구에게서 벗어나 자기만의 시간을 가진다.

자기 치유를 향하여

  이제는 숲이나 산으로 식량을 구하러 가거나 야생 동물을 사냥하지 않고도 음식을 구하기가 어렵지 않게 되었다. 과거에는 숲이나 산으로 사냥을 나가거나 바다로 나가야만 구할 수 있던 식량을 이제는 식료품 가게나 일반 슈퍼마켓에서도 쉽게 구할 수 있기 때문이다. 그리고 이것은 우리의 생명을 유지하고 건강을 지키는 데 큰 도움을 준다.

  자연의 많은 재료들이 아직도 식품과 의약의 경계에서 불분명한 위치에 놓여 있지만 자연 식품은 생명 유지에 도움을 줄 뿐만 아니라 증명된 의약적 가치를 가지고 있다. 그리고 이것은 질병 치료에 효과를 발휘한다. 이것을 재평가하는 궁극적인 방법은 식품과 식물을 통해 그 속에 들어 있는 성분을 섭취하거나 국소적으로 신체에 이용하는 민간요법이다.

  자연과의 결합은 궁극적으로 '자가 치유'라는 우리 몸의 고유한 능력을 회복시키는 일과 같다. 물론 우리는 지금 과거와는 다른 모습으로 살고 있다. 하지만 식품을 통해 영양을 공급받고 치료하는 민간요법은 똑같고, 또 이것은 건강 유지와 질병 치료에 큰 도움이 되고 있다. 오히려 과거보다 더 민간요법이 많은 관심을 받고 있는 것도 이 때문이다.

  이 책은 건강을 유지하고 개선하는 데 이용할 수 있는 100가지 식품을 통해 자연의 효능을 상세히 설명하고 있다. 텍스트에 표기된 상징들은 각 재료의 핵심 효능이다. 자기 스스로 건강을 되돌리고 우리의 뿌리를 재발견하는 과정인 민간요법의 가치와 효능을 믿어 의심치 않는다.

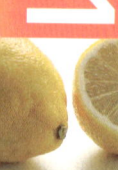

레몬

원활한 호흡을 위해 로마인들이 처음으로 이용하였다. 영양소가 풍부하고, 여러 가지 증상을 치료하는 데 유용하다.

감귤계(시트러스) 플라보노이드(flavonoid)인 비타민C가 풍부하고, 중요한 항산화 작용을 한다. 상처를 낫게 하고 모세혈관을 강하게 하며, 면역 체계를 강화한다. 방부 효과가 있어서 호흡기 감염을 치료하는 데도 이용된다. 용해성과 추출성은 부스럼과 종기를 치료하는 데 도움이 된다. 간 기능을 강화하는 효과도 있어 레몬수를 마시면 해독 효과를 볼 수 있다.

효능 및 작용
- 혈관 강화
- 추출성
- 면역력 강화
- 간 기능 향상

사용 부위
- 과일 전체

레몬 습포
(부스럼과 종기 치료에 좋은)

레몬 자른 것 1개
가제 붕대

부스럼과 종기가 난 부분에 자른 레몬을 놓고 붕대로 묶는다. 뜨거운 물병을 이용하여 뜨겁게 할 수도 있다. 10분 정도 두었다가 제거한다. 부스럼에서 진물이 나올 때까지 1일 2~3회 정도 실시한다.

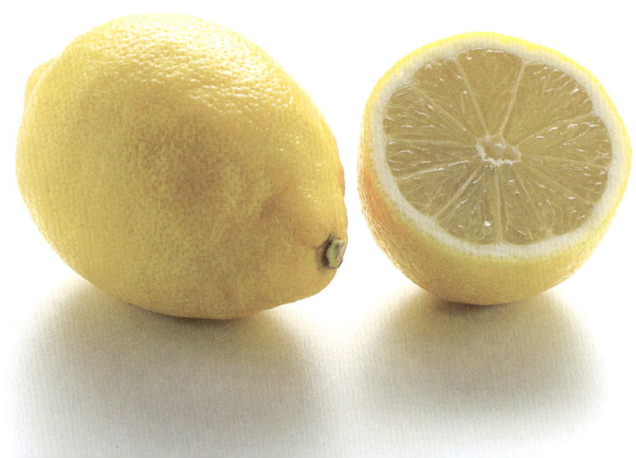

레몬 · 오렌지 11

002

오렌지

열대 아시아가 원산지로, 비타민C와 섬유질이 풍부하고 천연당이 많이 들어 있어 에너지화되는 속도가 빠르다.

효능 및 작용
- 면역력 증강
- 콜레스테롤 수치 저하
- 에너지원

사용 부위
- 과일 전체

오렌지는 비타민C가 풍부한 최고의 식품으로, 면역력을 증강시키고 감기를 물리치는 효과가 있다. 여러 가지 항산화 물질이 들어 있어서 콜레스테롤 수치를 조절하고 염증을 줄여 주며 암세포를 차단한다. 섬유질이 풍부하여 여러 가지 장 질환을 치료하며, 에너지원으로 작용한다.

오렌지 나뭇잎에서 추출한 네롤리유는 오랫동안 이용해 온 유익한 치료 기름이다.

오렌지 셔벗

오렌지즙 750ml(3컵)
미정제 설탕 55g(1/4컵)
우유 2큰술
바닐라 에센스 1/2 작은술
물 125ml(1/2컵)

모든 재료를 섞어 접시에 담아 냉동실에 넣는다. 한번 얼렸다가 꺼내어 잘라서 만능 조리기에 넣고 돌려 바로 먹는다.

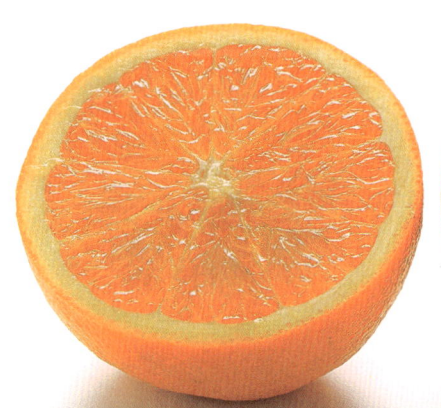
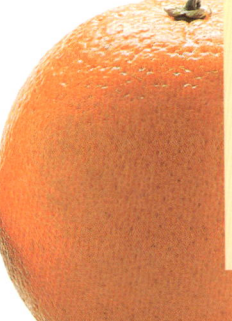

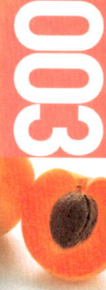

살구

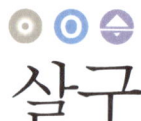

베타카로틴이 풍부하며, 2천 년 동안 인도와 중국에서 우수한 민간약으로 사용되어 왔다.

살구에는 몸속에 들어가 항바이러스 작용을 하는 비타민A로 변환되는 베타카로틴이 풍부하다. 신선한 살구를 섭취하면 감염, 특히 호흡기 감염으로 인한 통증이 줄어든다. 말린 살구에 들어 있는 철분은 헤모글로빈을 생성하여 빈혈을 완화해 준다. 신경계의 균형을 잡아 주고, 피로와 가벼운 근심, 불면증을 치료하는 효과도 있다. 피부에 영양을 주고 보호하는 효과가 있는 기름도 생산한다.

효능 및 작용
- 신경계 균형
- 호흡기 강화
- 철분 풍부

사용 부위
- 과일 전체

살구 마사지 기름
(건조하고 민감한 피부에 좋은)

살구씨 250g
추출용 기름 750ml(3컵)
모슬린 천(삼베 또는 모시)

기름이 잘 추출되도록 하기 위해 절구나 분쇄기에 씨를 넣고 갈아 깨끗한 유리병에 담은 뒤 추출용 기름을 부어 살짝 흔든다. 햇볕이 드는 곳에 2~6주간 두었다가 작은 주전자에 부어 모슬린 천에 거른다. 거른 기름을 작은 흑색 병에 넣어 일 년간 저장했다가 필요한 부분에 바른다.

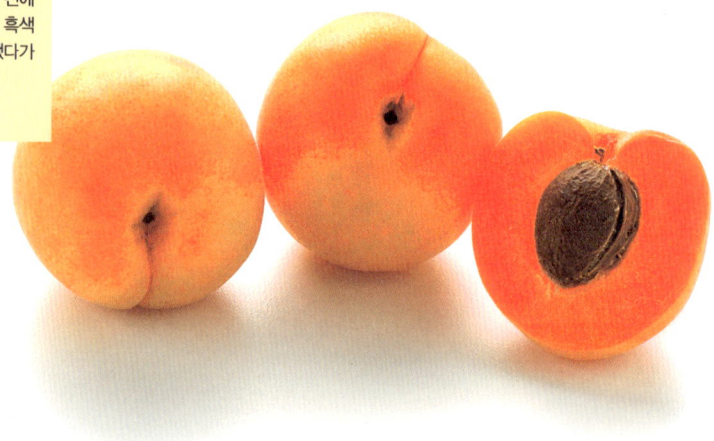

살구 · 무화과 13

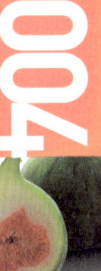

무화과

페르시아와 시리아를 비롯한 아시아가 원산지로, 자연이 선물한 완하제다. 건강에 좋은 화합물이 골고루 들어 있다.

무화과에는 장을 자극하여 변통을 원활하게 하는 데 필요한 활성 물질이 들어 있다. 특히 수용성 섬유질이 풍부하여 완하제로 작용한다. 또한 무화과에는 혈압을 낮추는 데 반드시 필요한 무기질인 칼륨도 풍부하다. 철분이 많이 들어 있어 임산부나 회복기 환자에게도 효과가 좋다. 부분적으로 사용하면 몸속의 독을 제거할 수 있다.

효능 및 작용
- 완하제
- 섬유질 풍부
- 칼륨 풍부

사용 부위
- 과일 전체

무화과 시럽
(변비 해소에 좋은)

말린 무화과 50g(1/3컵)
말린 자두 50g(1/3컵)
물 455ml(2컵)
당밀 1작은술

손잡이가 달린 냄비에 무화과와 자두를 넣고 물을 붓는다. 8시간 정도 두었다가 과일이 부드러워지고 물이 줄어들 때까지 끓인다. 당밀을 넣은 뒤 식혀서 만능 조리기에 넣고 돌린다. 잼을 담는 병에 옮겨 냉장 보관해 놓고 필요할 때 조금씩 이용한다.

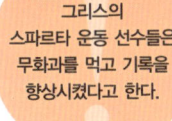

그리스의 스파르타 운동 선수들은 무화과를 먹고 기록을 향상시켰다고 한다.

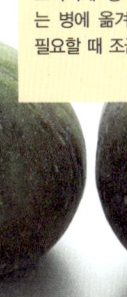
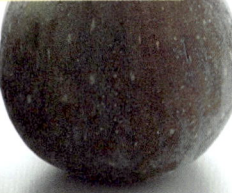

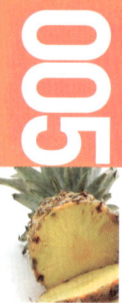

파인애플

거친 피부에 매우 효과적이며, 브로멜라인과 비타민C, 마그네슘이 풍부하다.

파인애플에는 소염 작용으로 잘 알려진 브로멜라인(bromelain)이라는 효소가 들어 있다. 브로멜라인은 부비강염, 류머티즘성 관절염, 목 통증, 통풍 등의 질병을 치료하는 데 효과가 있다. 상처와 외상 등으로 인한 질환을 치료하고 체액이 정체되는 것을 막아 주며 동맥경화와 같은 혈액 응집 증상을 억제하는 효과도 있다. 장의 활동을 돕고, 소화 불량을 완화하며 굳은 피부를 부드럽게 하는 작용도 한다.

파인애플의 비타민C는 활성 산소(free radical)의 작용을 억제하고 면역력을 증강시켜 주며, 뼈를 보호하는 콜라겐의 형성을 돕는다. 파인애플은 콜라겐을 만드는 마그네슘의 좋은 공급원이기도 하다.

효능 및 작용
- 소염 작용
- 조직 회복
- 뼈 보호
- 에너지원

사용 부위
- 과일 전체

파인애플 요법
(건조하고 굳은 피부에 좋은)

작고 신선한 파인애플 1개
응급 처방용 끈 또는 가벼운 붕대
따뜻한 물이 담긴 그릇

따뜻한 물에 피부를 20분간 담근다. 파인애플 껍질을 잘라 과육이 붙은 부분을 피부에 댄다. 끈으로 껍질을 묶어 하룻밤 정도 그대로 두었다가 제거한 뒤 5분간 물에 피부를 담근다. 4일 정도 연속해서 시행할 것.

파인애플 & 꿀 마리네이드 (연어와 치킨에 곁들이는)

껍질을 벗겨 자른 파인애플 200g
마늘 2쪽 다진 것
꿀 1~2큰술
올스파이스 1작은술
육두구 간 것 1작은술
계피 가루 1작은술
정향 가루 1작은술
소금 약간

모든 재료를 골고루 섞어 15분간 그대로 둔다. 요리 전에 연어나 치킨에 부어 2시간 정도 재운다.

파인애플 15

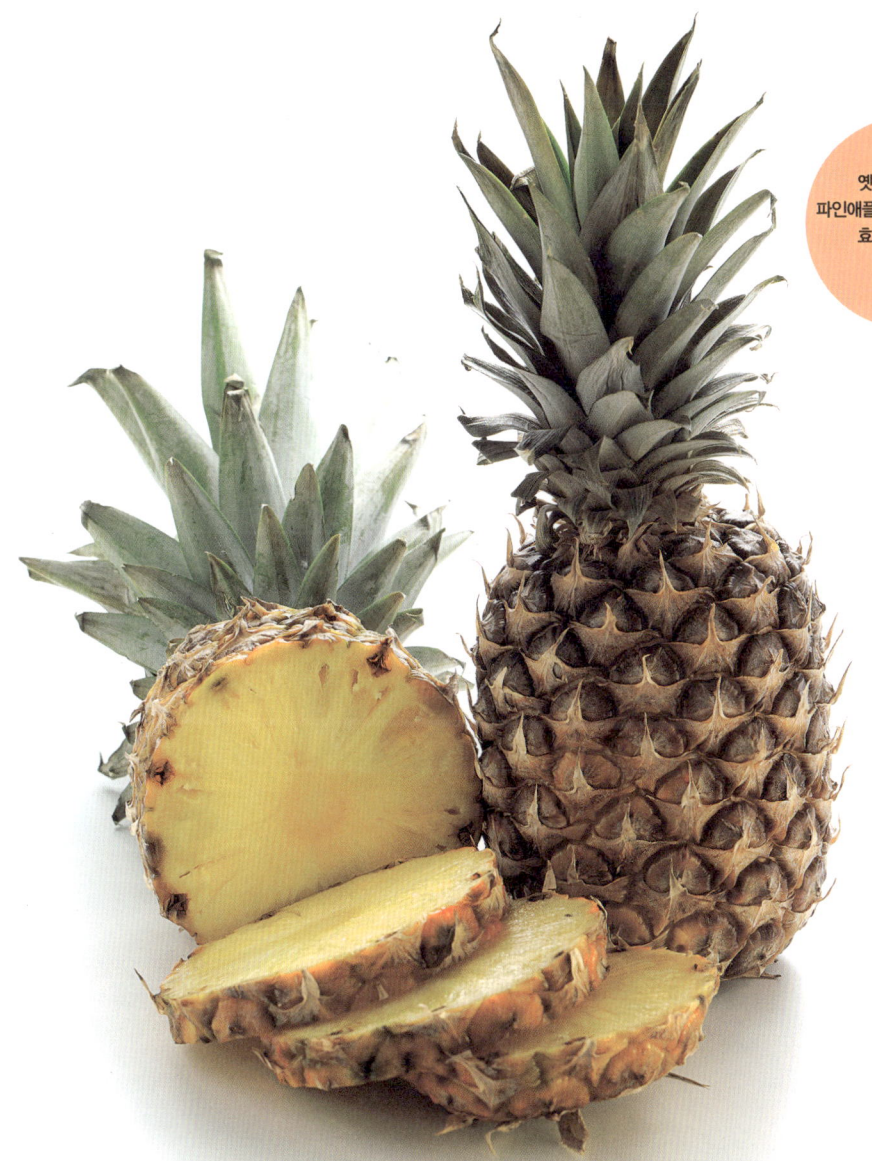

옛 인도에서는 파인애플이 자궁 강장제로 효험이 있다고 생각했다.

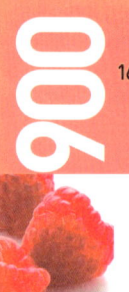

라스베리(나무딸기)

건강에 필수인 항산화제와 여러 가지 영양소가 풍부하다. 민간요법에 많이 이용된다.

효능 및 작용
- 수렴제
- 설사 치료
- 자궁 이완

사용 부위
- 과일 전체와 잎

새콤한 맛이 나며, 비타민C를 비롯하여 칼슘, 철분, 마그네슘에 이르기까지 우리 몸에 잘 흡수되는 영양소가 들어 있다. 이들 영양소는 심장 질환이나 피로, 우울증을 치료하는 데 효과적일 뿐만 아니라 회복기 환자에게도 반드시 필요하다. 수렴 효과가 있어서 위병이나 설사를 치료하는 데 도움을 준다. 라스베리 잎으로 만든 차는 자궁 이완제·강장제로 작용하여 분만을 쉽게 한다.

민간요법에 의하면 라스베리는 편도염을 진정시키는 효능도 있다.

라스베리 잎차(진통 시간을 줄이고 분만을 돕는)

신선하고 어린 라스베리 잎 60g(4컵)
말린 라스베리 잎 25g(2컵)
끓인 물 500ml(2컵)

커다란 컵에 라스베리 잎을 넣고 끓인 물을 부은 뒤 뚜껑을 덮어 약 15분간 둔다. 잎을 제거하여 하루 5컵 정도 마신다. 단, 임신 32주부터 마실 것.

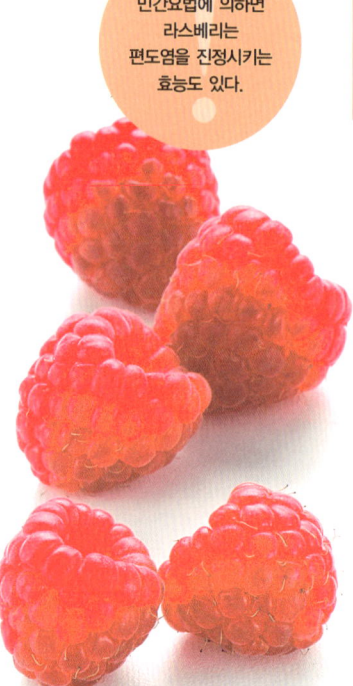
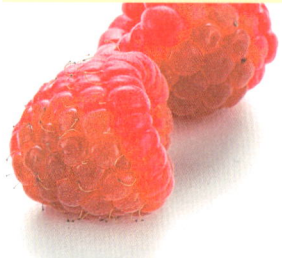
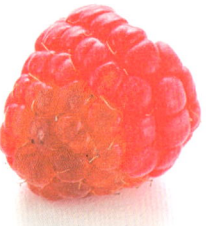

라즈베리·딸기 17

007

딸기

간과 담낭 기관을 강화하고, 통풍이나 관절염, 신장 결석에 민간약으로 이용된다.

효능 및 작용
- 수렴 작용
- 이뇨 작용
- 신경 진정

사용 부위
- 과일 전체와 잎

딸기에는 암 유발 세포를 변화시키는 데 도움이 되는 엘라그산(ellagic acid)과 항산화제가 풍부하다. 비타민C의 좋은 공급원으로, 감염이나 심장 질환에 대항하는 데 도움이 된다. 철분이 풍부하여 빈혈을 치료하고 피로를 풀어 준다. 온화한 완하제이며, 항박테리아 효과도 가지고 있다. 장내 세균총(flora)을 재생시키는 데 도움을 주어 치석을 용해한다.

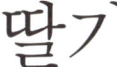
로마인들은 딸기를 이빨이 흔들리는 것에서 위염에 이르기까지 다양한 증상에 이용했다.

딸기 & 꿀 가글제
(목 통증에 효과적인)

신선한 딸기 30g(1/5컵)
딸기 잎 30g(1컵)
물 750ml(3컵)
꿀 약간(맛내기용)

꿀을 제외한 모든 재료를 알루미늄(또는 스테인리스) 냄비에 넣는다. 뚜껑을 연 채 15분간 가열하여 국물이 줄어들면 꿀을 넣고 액체만 따라 낸다. 뚜껑 있는 유리병에 담아 냉장 보관한다. 30분마다 한 스푼식 덜어 물 150ml를 넣고 희석해 가글한다.

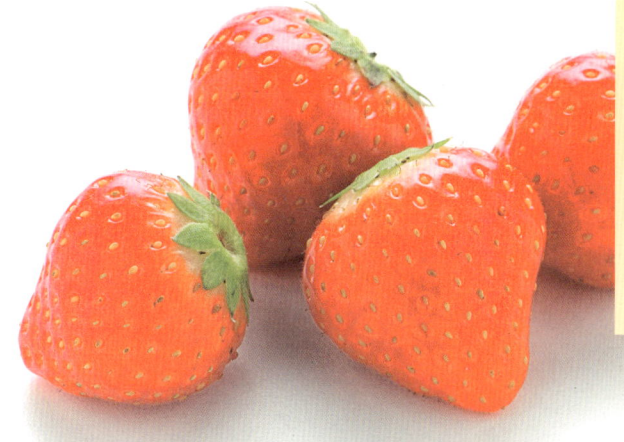

그레이프프루트(자몽)

1814년 자메이카에서 유래했으며, 비타민C와 칼륨이 풍부하다.

그레이프프루트는 비타민C가 풍부하여 면역력을 증강시키고 감기와 상처를 치료하며, 타박상을 경감시켜 준다. 펙틴(pectin)의 좋은 공급원으로, 콜레스테롤 수치를 낮추고 혈액 순환을 도우며 소화 불량을 완화하는 효과도 있다. 분홍색을 띠는 것은 강력한 항산화제인 리코펜(lycopene)이 들어 있다는 의미로, 심장 질환과 암으로부터 우리 몸을 보호하는 역할을 한다. 진균(fungal) 감염을 치료하는 데도 효과가 있다.

> ! 붉은색 그레이프프루트가 흰색보다 리코펜 함량이 풍부하다.

효능 및 작용
- 면역력 증강
- 콜레스테롤 수치 저하
- 소화력 강화

사용 부위
- 과일 전체와 껍질

꿀에 절인 그레이프프루트

붉은 그레이프프루트 4개
꿀 2큰술
잘게 저민 박하 1큰술

그레이프프루트 1개로 즙을 낸 뒤 풍미를 더하기 위해 껍질 깐 것 1작은술을 준비한다. 소스용 냄비에 꿀을 데워 그레이프프루트 즙과 껍질을 넣고 잘 흔든다. 남은 3개의 그레이프프루트 껍질을 까서 하나씩 떼어 접시에 올린다. 냄비의 내용물을 그 위에 부어 15분 정도 그대로 둔다. 저민 박하를 위에 뿌리면 완성.

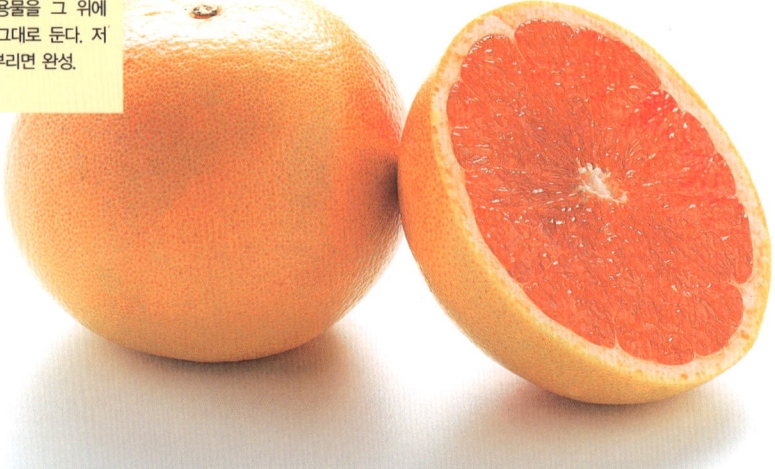

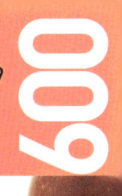

그레이프프루트 · 사과 19

사과

건강 과일로 유명하다. "하루에 사과 1개를 먹으면 의사와 멀어진다"는 속담이 이를 증명해 준다.

사과는 간과 신장을 자극하여 독성을 제거한다. 펙틴이 풍부하여 콜레스테롤을 제거하고 부산물을 중화해 주는 사과산도 들어 있다. 변비와 설사를 치료하고 혈당 수치를 천천히 높이며, 당뇨병을 조절하는 효과도 있다. 케르세틴(quercetin)이 들어 있어 소염 작용을 하고 심장 질환 위험을 낮춰 주며, 알레르기를 치료하는 효과가 있다.

*헤스페리데스(Hesperides) : 그리스 신화에 나오는 맑은 음성을 가진 처녀들로, 헤라가 제우스와 결혼할 때 가이아에게 선물로 받은 황금 사과나무를 지킨다고 한다.

효능 및 작용
- 독소 제거
- 혈당 조절
- 소염 작용

사용 부위
- 과일 전체

그리스 신화에 의하면 나무에서 자라는 고품질의 사과는 헤스페리데스*의 보호를 받는다고 한다.

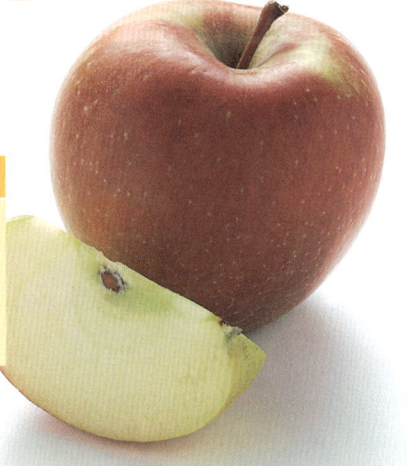

사과 & 감초액 (위와 신장, 폐 질환에 좋은)

사과 2~3kg 껍질째 얇게 자른 것
물 1L(4컵)
감초 뿌리 작은 것 2개

소스용 냄비에 사과를 넣고 물을 부은 뒤 감초 뿌리를 넣고 15분간 끓인다. 사과와 감초를 걸러낸 뒤 액을 따른다. 하루 동안 마신다.

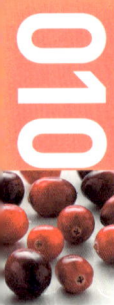

크랜베리

항박테리아 성질이 있어 요로 감염과 신장 결석을 치료하는 데 민간요법으로 이용되어 왔다.

크랜베리는 비타민C의 중요한 공급원이다. 아메리카 원주민들에 의해 크랜베리가 괴혈병에 효과가 있다는 사실이 유럽에 알려졌다. 크랜베리의 산도(pH)는 소변의 자연적인 산도를 증가시켜 박테리아가 성장하는 것을 막아 주기 때문에 방광염에 탁월한 효과가 있다. 또한 크랜베리에는 항산화제가 풍부하여 감기와 암을 비롯한 다른 여러 가지 질병도 예방해 준다.

효능 및 작용
- 요로 강화
- 감염 퇴치

사용 부위
- 과일 전체

크랜베리 오렌지 양념

신선한(또는 얼린) 크랜베리 300g(2컵)
껍질째 8등분한 중간 크기 오렌지 1개
속을 제거하여 8등분한 사과 1개(껍질째)
알갱이 설탕 75g(1/3컵)
생강 간 것 1작은술

모든 과일을 만능 조리기에 넣고 돌린 뒤 설탕과 생강을 넣고 젓는다. 유리병에 옮긴 뒤 뚜껑을 덮어 적어도 4시간 정도 냉장고에 넣어 둔다. 필요할 때 이용한다.

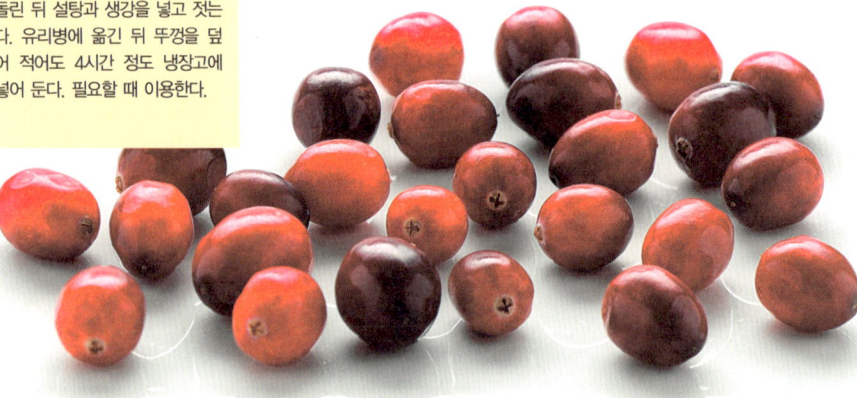

크랜베리 · 블루베리 21

블루베리

장을 정화하고 건강을 지켜 주는 유해한 박테리아를 억제한다.

블루베리에는 이콜라이(E.coli) 균이라고 하는 박테리아에 치명적인 치료 인자가 들어 있다. 그래서 설사뿐만 아니라 요로 감염을 치료하는 데 많이 이용된다. 블루베리에 들어 있는 탄닌(tannin)은 병원균을 죽이는 효과가 있다. 양질의 항산화제가 들어 있어 순환기를 개선하고, 심장 질환이나 발작, 암, 잇몸 질환 등을 예방하며, 시력을 강화해 준다. 기침과 감기를 치료하는 효과도 있다.

효능 및 작용
- 설사 치료
- 감염 퇴치
- 소화력 증강

사용 부위
- 과일 전체와 잎

야간 비행을 하는 비행사가 블루베리 잼을 먹었더니 시력이 좋아졌다고 한다.

블루베리 차
(기침에 효과적인)

다진 블루베리 잎 2작은술
끓인 물 250ml(1컵)
꿀 약간(맛내기용)

물 1컵에 잎을 넣어 5분간 우려 낸 뒤 거른다. 맛을 내기 위해 꿀을 넣어 달콤하게 한다. 4시간마다 1컵씩 마신다.

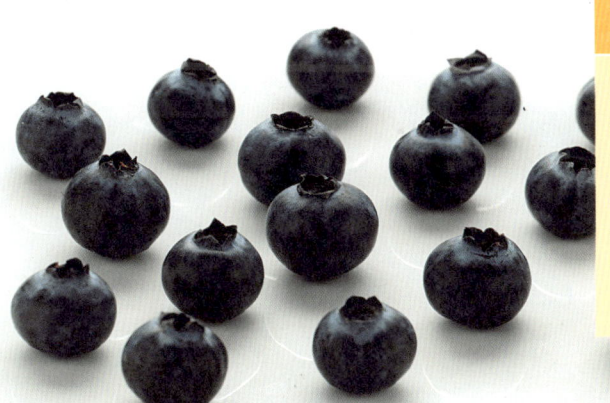

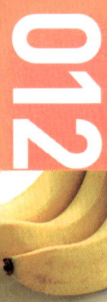

바나나

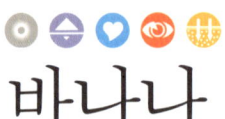

효능 및 작용
- 영양 공급
- 에너지원
- 진정 작용

사용 부위
- 과일 전체

바나나 습포
(티눈과 굳은살 제거에 좋은)

덜 익은 바나나 껍질 2개
천 조각

굳은살에 바나나 껍질 안쪽을 대고 천으로 감아 밤새 그대로 두었다가 아침에 떼어 낸다. 하루 정도 더 되풀이한다. 이틀 뒤, 뜨거운 물에 피부를 담가 부드러워질 때까지 각질 제거용 돌로 문지른다. 필요할 때마다 되풀이하면 효과 만점.

칼륨 등의 무기질이 풍부하며, 천연 에너지원이다.

바나나는 칼륨이 풍부한 에너지원으로, 혈압을 낮출 뿐만 아니라 체액의 균형을 유지하여 심장 질환을 예방하고 동맥벽에 끈끈한 침적물이 부착되지 않게 한다. 섬유질이 풍부하여 소화 기관의 작용을 돕고 변비와 설사를 완화하며, 정상적인 기능을 회복할 수 있게 해 준다. 중화제로 작용하여 가슴이 쓰리거나 궤양 증상이 있을 때도 효과를 발휘한다. 굳은살을 부드럽게 하는 효과도 있다.

선사 시대부터 바나나를 재배한 것이 원예학(園藝學)의 시초가 되었다.

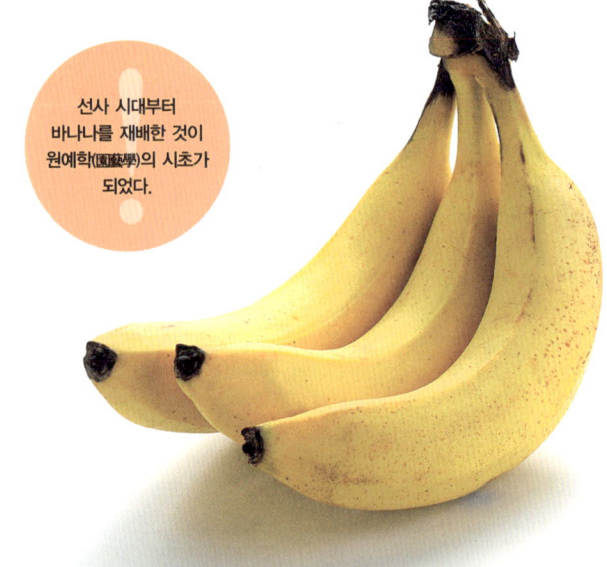

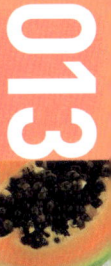

파파야

마야 제국에서 최초의 의약품으로 사용한 과일로, 카로티노이드가 풍부하다.

반 개 분량으로 38mg의 카로티노이드를 섭취할 수 있는 최고의 항산화제로, 암과 심장 혈관 질환을 예방하고 피부염을 치료한다. 위 속에 있는 단백질 효소와 비슷한 효소를 가지고 있어서 파파야를 먹으면 소화가 잘된다. 온화한 이뇨제이며, 특히 어린이의 소변과 소화 증상을 치료하는 데 유용하다.

효능 및 작용
- 질병 예방
- 소화 촉진
- 이뇨 작용

사용 부위
- 과일 전체

파파야 박하 살사

덜 익은 파파야 1개 껍질과 씨를 제거한 것
당근 3개 껍질 벗긴 것
작은 파 4쪽
레몬 1개
라임 2개
타바스코 소스 4방울
식물성 기름 2작은술
소금 1작은술
후춧가루 소량
거칠게 저민 박하잎 15g(1/2컵)

파파야, 당근, 파를 작게 잘라 그릇에 넣고 섞는다. 날카로운 칼을 이용하여 레몬 껍질을 제거한 뒤 속을 파낸다. 레몬과 라임 1개는 속을 분리하여 잘게 잘라 혼합물에 넣는다. 남아 있는 1개의 라임을 짜서 과즙을 넣은 뒤 타바스코 소스, 식물성 기름, 소금, 후추, 박하를 넣어 섞는다.

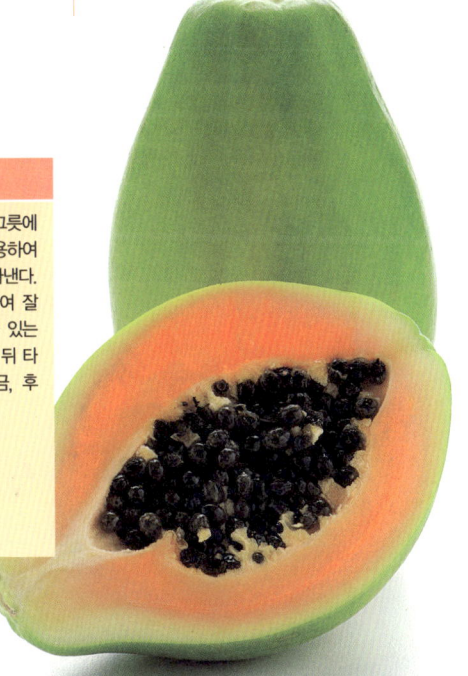

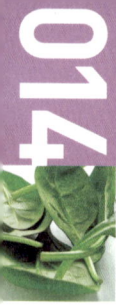

효능 및 작용
- 철분 풍부
- 엽록소 풍부

사용 부위
- 잎

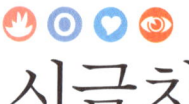

시금치

자연에서 온 철분 공급원으로, 몸을 건강하게 하는 여러 가지 효능이 있다.

시금치에는 철분이 풍부하여 빈혈 치료에 효과가 뛰어나다. 클로로필이 풍부하고 피로로 인한 고통을 줄여 주며, 암에 대한 저항력을 가지고 있다. 소염·이뇨 작용을 하며, 변비와 야맹증에도 효과가 있다. 비타민B군이 풍부하여 신경계를 진정시키고, 연화 작용을 하여 외피 조직을 부드럽게 한다.

시금치는 생으로 먹는 것보다 잘라서 가열해 먹는 것이 카로티노이드 흡수율이 더 높다.

시금치 습포
(굳은살 제거에 좋은)

시금치 다진 것 40g(1컵)
가제 붕대

붕대로 시금치를 감아 필요한 부분에 묶는다. 20분 정도 있다가 떼어 낸다. 염증을 진정시키거나 딱딱한 부분을 부드럽게 만들고 싶을 때 이용하면 좋다.

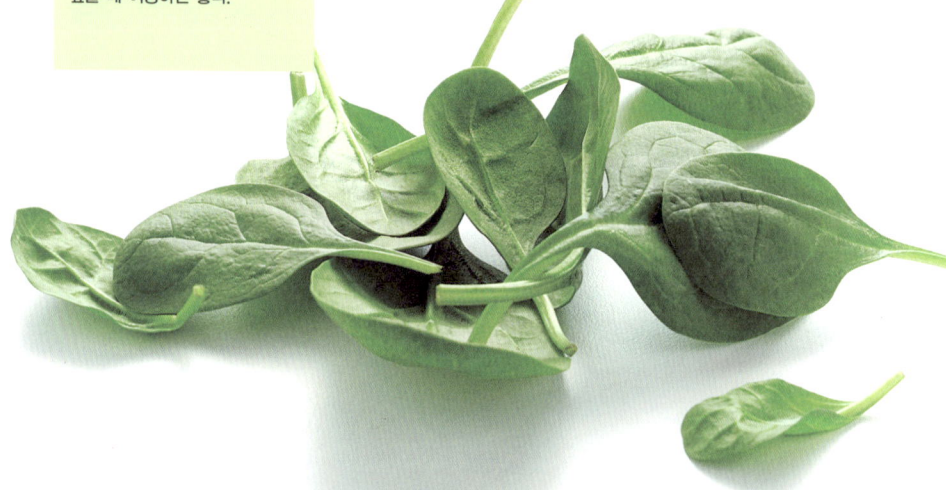

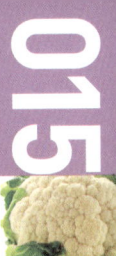

콜리플라워

양배추과(십자화과)에 속하며, 질병에 대한 저항력을 가진 영양소가 풍부하다.

식물성 영양소의 공급원으로, 항암 효과를 가지고 있다. 설포라펜(sulforaphane)이 들어 있어서 몸속의 독을 제거하는 효소를 생산하는 데 도움을 주고, 인돌-3-카비놀이 유방암과 전립선암의 성장을 돕는 위험한 에스트로겐을 감소시킨다. 비타민C와 엽산이 풍부하여 면역 체계를 건강하게 유지해 준다.

효능 및 작용
- 항암 작용
- 면역력 증강

사용 부위
- 머리 전체

지중해식 콜리플라워 요리

중간 크기 콜리플라워 1개
물 60ml(1/4컵)
검은 올리브 5개 씨를 발라 다진 것
파슬리 다진 것 1큰술
레드 와인 비네거 1작은술
후춧가루 간 것 약간

소스용 냄비에 콜리플라워와 물을 넣고 뚜껑을 덮어 가열한다. 콜리플라워가 부드러워질 때까지 4~5분간 가열한다. 올리브, 파슬리, 비네거, 후춧가루를 넣고 섞어 따뜻하게 1분 정도 데우면 완성.

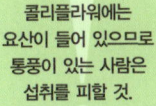

콜리플라워에는 요산이 들어 있으므로 통풍이 있는 사람은 섭취를 피할 것.

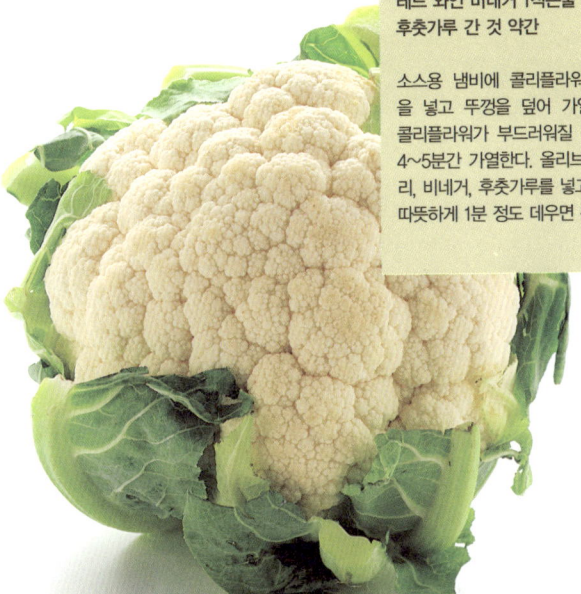

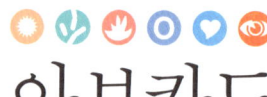

아보카도

품종이 다양하며, 오랜 역사적 기록을 가지고 있는 건강 채소다.

배와 비슷한 모양을 가진 아보카도에는 단일 불포화 지방산과 섬유질이 풍부하여 콜레스테롤 수치를 조절하고 순환계를 개선하며, 피부를 윤택하게 해 준다. 엽산이 풍부하여 기형아를 낳을 확률을 낮춰 주며, 칼륨이 들어 있어 피로와 우울증, 심장 질환, 발작 등을 예방한다. 고농도의 항산화제가 농축되어 있으며, 과육에는 항박테리아·항진균 물질이 들어 있어 간을 건강하게 하고 신경계를 진정시킨다.

효능 및 작용
- 단일 불포화 지방산 풍부
- 콜레스테롤 수치 조절
- 엽산 풍부
- 신경계 진정

사용 부위
- 과육

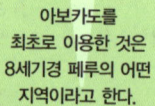

아보카도를 최초로 이용한 것은 8세기경 페루의 어떤 지역이라고 한다.

과카몰리*

잘 익은 중간 크기 아보카도 3개
토마토 1개 2등분한 것
양파 1/2개 다진 것
소금 1/2작은술을 넣어 함께 다진 마늘 1통
고추 1개 씨를 빼고 다진 것(선택)
레몬즙 1.5큰술
고수풀 다진 것 2큰술
후춧가루

아보카도를 반으로 잘라 과육을 떠서 그릇에 담는다. 남은 재료들을 첨가하여 재료가 골고루 섞일 때까지 잘 젓는다. 맛을 내기 위해 후춧가루로 양념한다.

*과카몰리(guacamole) : 아보카도를 으깨어 만든 멕시코 소스

아보카도·비트 27

비트

강력한 혈액 정화제이자 강장제로, 여러 가지 증상에 오랫동안 민간요법제로 이용되어 왔다.

비트는 정화 효과가 있어서 소화계를 건강하게 해 준다. 혈액을 통한 두뇌의 산소 공급에 도움을 주는 철분이 들어 있어 불안증과 근심을 풀어 주고, 빈혈이나 심장 질환, 변비, 간 독성에도 효과를 발휘한다. 두뇌의 세포막을 보호하여 신경 전달 물질이 정보를 받아들일 수 있도록 하는 안토시아니딘(anthocyanidin)도 풍부하다.

효능 및 작용
- 정화 작용
- 빈혈 치료
- 신경 진정
- 혈액 복구

사용 부위
- 전체

차가운 비트 수프

가열한 비트 뿌리 900g(5.5컵)
레드 와인 비네거 2작은술
황설탕 1작은술
사워 크림 4큰술
깍둑썰기 한 오이 75g(1/2컵)
딜* 다진 것 1큰술

껍질을 벗겨 깍둑썰기 한 비트를 만능 조리기에 넣고 돌려 비네거와 설탕을 첨가한다. 걸쭉한 퓌레 형태가 될 때까지 1~2분간 돌린다. 그릇에 옮겨 담은 뒤 12시간 정도 냉장고에 넣어 차갑게 만든다. 먹기 전에 사워 크림 1작은술과 오이, 딜을 얹는다.

*딜(dill) : 미나리과 식물로 향신료로 많이 이용된다.

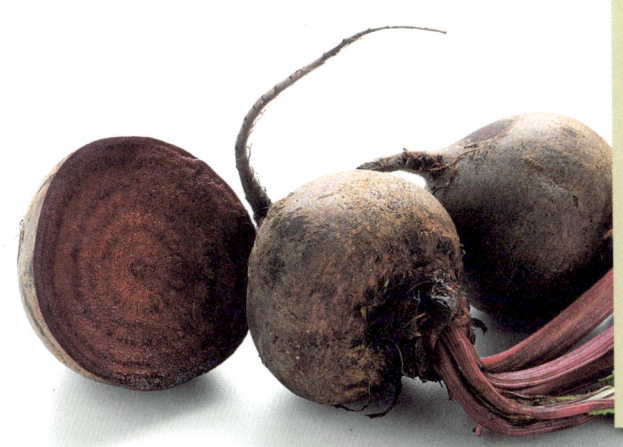

효능 및 작용
- 항암 작용
- 섬유질 풍부

사용 부위
- 전체

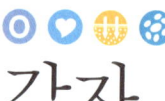

감자

전 세계적으로 가장 많이 수확되는 채소 가운데 하나로, 오래 전부터 민간요법에 많이 이용되어 왔다.

탄수화물의 좋은 공급원이며, 혈당치를 유지시키고 에너지를 높여 준다. 비타민C가 풍부하여 면역력을 증강시키고, 칼륨이 많이 들어 있어 고혈압을 조절하며, 섬유질이 풍부하여 소화를 도와준다. 껍질에 풍부한 클로로겐산(chlorogenic acid)이 항암 작용을 하므로 껍질도 버리지 말고 이용할 것.

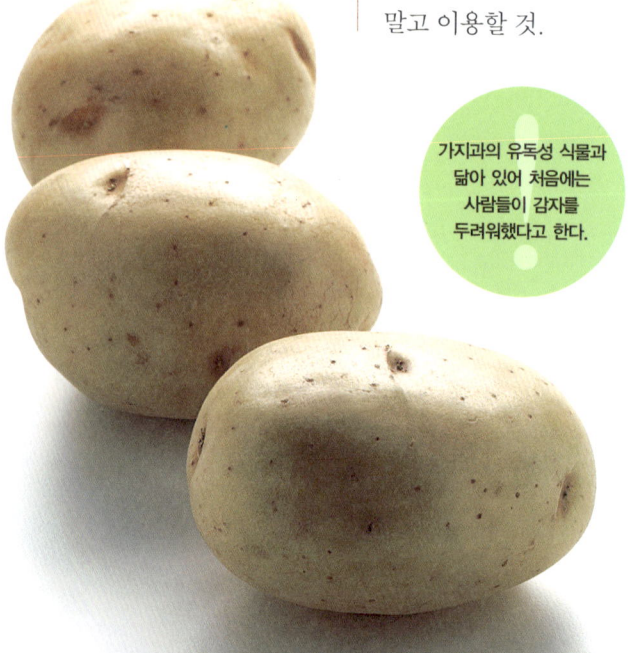

> 가지과의 유독성 식물과 닮아 있어 처음에는 사람들이 감자를 두려워했다고 한다.

감자 주스 (소화를 돕는)

감자 250g
레몬즙 약간 (맛내기용)

껍질 벗긴 감자를 한 입 크기로 잘라 믹서에 넣고 간다. 맛을 내기 위해 레몬즙을 첨가한다. 매끼 식사 전에 2큰술씩 섭취한다. 하루 이상 경과해서는 안 된다.

감자 · 스쿼시호박 29

스쿼시호박

멕시코의 동굴 유적에서 발견되었으며, 베타카로틴이 풍부하다.

박과에 속하는 서양계 호박과 호박으로 널리 알려진 페포계 호박 변종의 열매다. 버터너트 호박처럼 겨울호박에도 베타카로틴과 비타민C 등의 항산화 비타민이 풍부하다. 이들 비타민은 암과 노화를 예방하는 효과가 있다. 불용성 섬유질과 함께 칼륨과 마그네슘 함량이 높아 콜레스테롤 수치를 낮춰 주고, 고혈압 및 심장 발작, 충격을 예방한다.

효능 및 작용
- 베타카로틴 풍부
- 비타민C 풍부
- 콜레스테롤 수치 저하

사용 부위
- 껍질을 벗긴 과육 부분

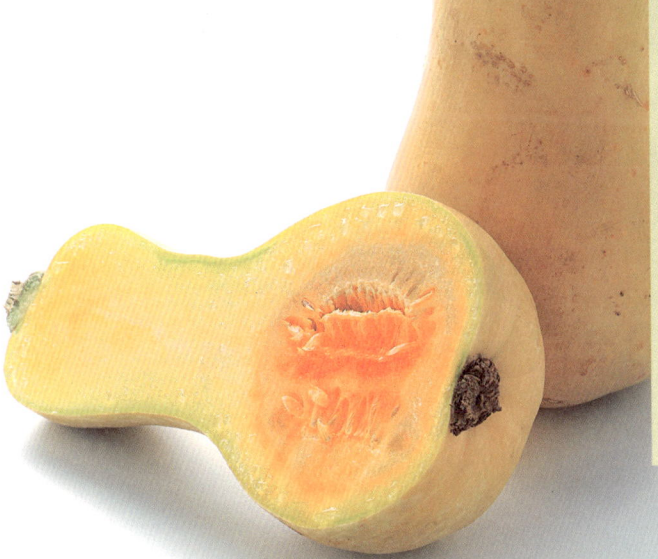

버터너트 호박 수플레

껍질을 벗겨 깍둑썰기 한 호박 800g(4컵)
물 250ml(1컵)
소금 1/2작은술
녹인 버터 70g
황설탕 175g(1컵)
계피 가루 1/2작은술
농축 우유 1/2컵
마시멜로 50g

오븐을 180℃로 예열해 둔다. 냄비에 호박과 물, 소금을 넣고 15분간 끓인 뒤 물을 따라 내고 호박을 으깬다. 나머지 재료들을 첨가한 뒤 기름을 바른 접시에 30분간 구우면 완성.

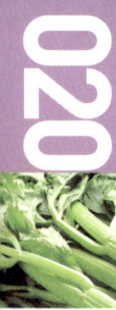

셀러리

파슬리과에 속하며, 신장을 자극하여 신체 기관을 활성화한다.

셀러리는 소변을 통해 노폐물을 방출하는 데 도움을 주고 해독 작용을 돕는다. 소염 작용을 하며, 요산을 정화하여 관절통을 줄여 준다. 통풍이나 류머티즘을 치료하는 데 효과적인 민간요법제로도 널리 알려져 있다. 요로에 작용하는 유용한 살균제이자, 혈당을 낮추고 암을 예방하는 효과도 있다. 대나 잎보다 씨앗이 더 효과가 강력하다.

효능 및 작용
- 신장 자극
- 신경계 진정
- 진정 작용

사용 부위
- 전체

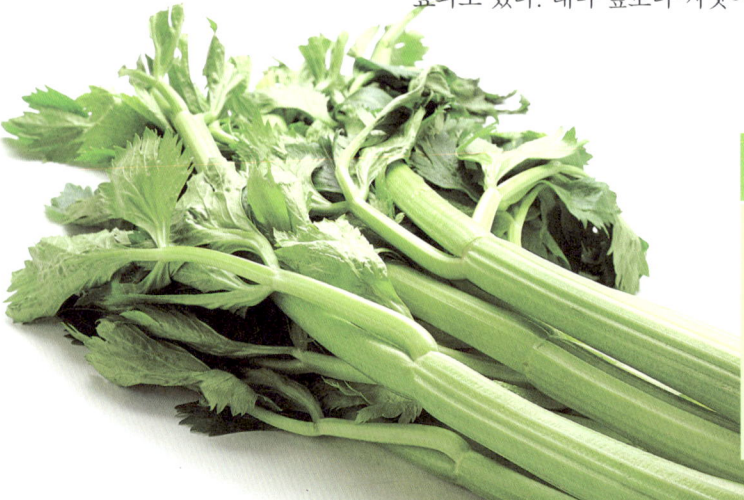

셀러리 씨앗차
(류머티즘과 요로 감염에 좋은)

셀러리 씨앗 1작은술
물 2컵

알루미늄(또는 스테인리스) 냄비에 씨앗과 물을 넣고 끓인다. 끓으면 불에서 내려 10분간 우려낸 뒤 걸러서 증상 정도에 따라 하루 3회 정도 마신다.

셀러리 · 아스파라거스 31

아스파라거스

신화에도 등장하는 아스파라거스는 치료 효과를 인정받아 예부터 최음제뿐만 아니라 약으로도 많이 이용되었다.

아스파라거스는 신장과 방광, 간을 자극하는 아스파라긴(asparagine)이 들어 있는 강력한 이뇨제다. 소염 작용을 하여 류머티즘성 관절염을 치료하는 데 도움을 주고, 섬유질이 풍부하여 장에서 박테리아가 성장하는 것을 억제하고 과민성 대장 증후군을 막아 준다. 엽산이 풍부하여 기형아를 낳을 위험도 낮춰 준다. 암세포와 심장 혈관 질환에 대항하는 여러 가지 항산화제도 들어 있다.

효능 및 작용
- 이뇨제
- 자극제

사용 부위
- 순

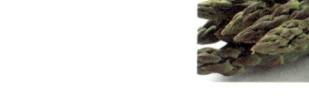

고대 이집트 무덤의 그림은 아스파라거스가 기원전 4천 년 전부터 재배되었다는 것을 알려준다.

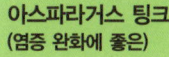

아스파라거스 팅크
(염증 완화에 좋은)

어린 아스파라거스 10개
보드카 500ml(2컵)

아스파라거스를 잘게 다져 커다란 유리병에 넣은 뒤 보드카를 부어 뚜껑을 단단히 봉한다. 어둡고 서늘한 곳에 하루 정도 놓아두었다가 아스파라거스만 꺼내어 버린다. 물 1큰술에 8~10방울을 떨어트려 이용한다. 하루 3회 필요할 때 이용할 것.

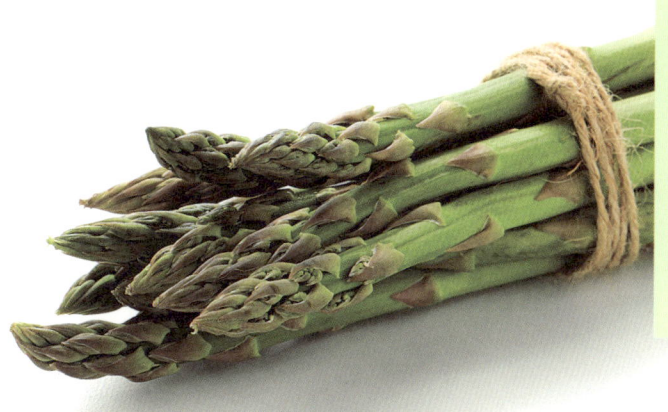

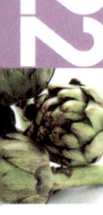

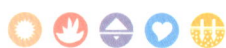

아티초크

효능 및 작용
- 간 보호
- 쓸개 기능 강화

사용 부위
- 잎과 결구 부분

간을 보호하고 쓸개의 기능을 강화하는 등 해독 효과가 뛰어나 민간요법에 많이 이용된다.

지중해 서부와 중부가 원산지인 엉겅퀴와 같은 다년생 꽃봉오리다. 딱딱하고 식용할 수 없는 바깥 잎, 안쪽의 부드러운 속살, 먹을 수 없는 협착부 또는 가시 부분으로 나누어진다. 아티초크는 미성숙한 밝은 색깔의 원추형 열매 속에 들어 있다. 둥글고 견고한 속살 부분은 결구로 알려져 있다. 비타민C와 B 복합체, 식이섬유, 무기질이 풍부하며, 잎과 결구 부분 모두 오랫동안 치료에 이용되어 왔다.

그중에서도 특히 잎 부분에는 시나린(cynarin)이라고 하는 활성 물질이 들어 있다. 시나린은 지방을 분해하는 데 도움이 되는 담즙의 정상적인 흐름을 유지해 주어 과

아티초크 팅크

말린 아티초크 150g(5.5컵)
알코올(가능하면 보드카) 300ml
물 600ml

아티초크 잎을 떼어 말린 것을 곱게 갈아 유리병에 넣는다. 알코올과 물을 부어 뚜껑을 단단히 봉한 뒤 어둡고 서늘한 곳에 2주 동안 보관해 놓고 매일 흔들어 준다. 미세한 천에 걸러 흑색 유리병에 액체를 따른다. 필요할 때마다 하루 5~30방울 정도를 마신다.

식과 과음으로 인한 여러 가지 좋지 않은 증상을 완화해 준다.

알코올에 아티초크 추출액을 섞은 팅크는 숙취 제거에 효과적이다. 해독 효과도 있어서 통풍이나 관절염, 류머티즘이 있는 사람의 식사에 첨가하면 효과를 볼 수 있다. 전통적으로 혈액 내 콜레스테롤 수치를 조절하고 혈당을 낮추는 데 이용되어 왔다. 식사 전에 결구 부분을 먹으면 소화 불량을 해소할 수 있다.

> 잎 사이에 먼지가 많이 끼어 있으므로 깨끗이 씻어서 이용해야 한다.

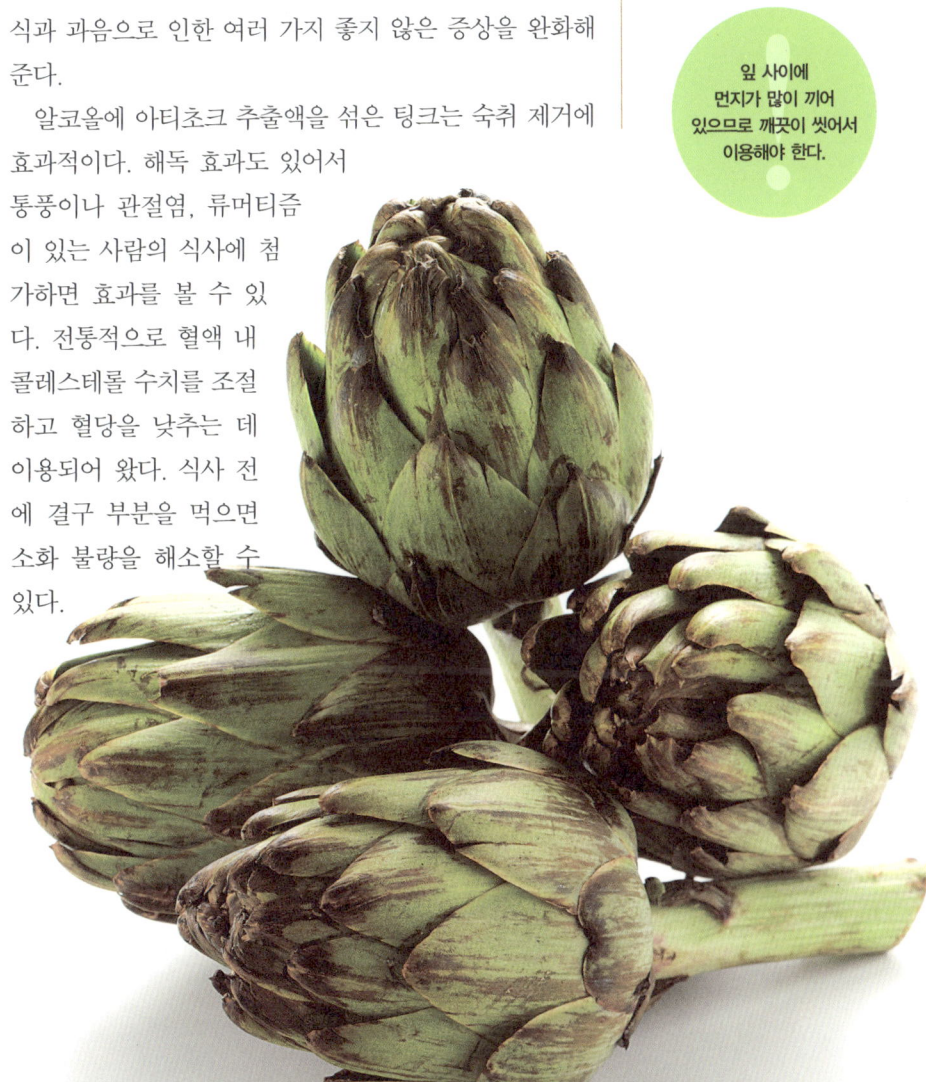

고구마

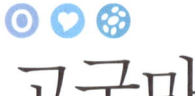

콜럼버스에 의해 발견되었으며, 베타카로틴을 비롯한 여러 가지 영양소가 풍부하다.

고구마에는 베타카로틴과 비타민C가 풍부하여 면역력을 증강시키고 심장 혈관 질환을 예방해 준다. 베타카로틴과 비타민C는 강력한 항산화제로, 노화와 관련된 질병, 그중에서도 특히 눈이 노화되는 것을 예방하는 효과가 뛰어나다. 베타카로틴은 자궁암 위험을 낮춰 주고, 비타민C는 호흡기 관련 질환에 효과가 좋다. 폐에 작용하여 호흡을 원활하게 해 주기 때문이다. 복합 탄수화물과 섬유질이 들어 있어 혈당 지수를 유지하는 데도 도움을 준다.

효능 및 작용
- 면역력 증강
- 항암 작용
- 복합 탄수화물
- 섬유질 풍부

사용 부위
- 전체

고구마 케이크

껍질을 벗겨 익힌 고구마 200g(2컵)
메밀가루 100g(1컵)
마가린 100g(1컵)
사과 1개 강판에 간 것
다진 생강 1작은술

오븐을 200℃로 예열해 둔다. 모든 재료를 섞어 4~8개의 덩어리로 나누어 평평하게 펴서 기름을 바른 시트에 올려 약 30분간 굽는다. 따뜻할 때 먹는다.

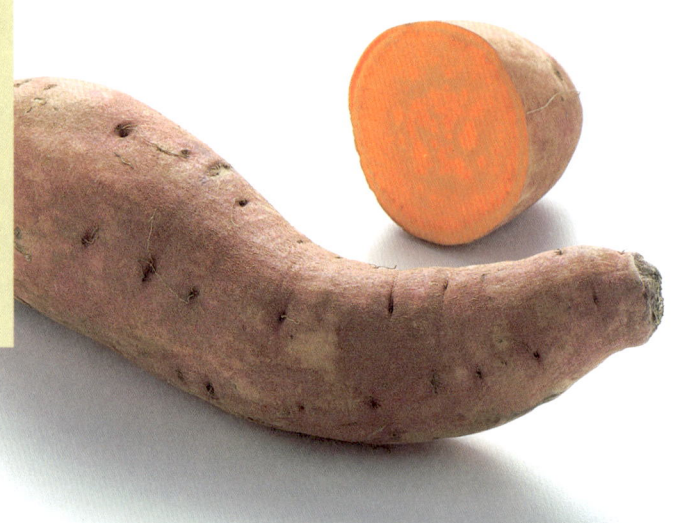

고구마 · 당근 35

     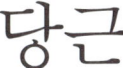

당근

혈액과 간을 정화하는 효과가 있으며, 시력 향상에 효과적인 식품으로 알려져 있다.

당근에는 베타카로틴이 풍부하여 시력을 강화하고 소화를 촉진하며 항암 작용을 한다. 비타민 A · C · E 등의 항산화제가 풍부하여 심장 질환에 대항하는 효과도 있다. 이들 성분은 간 질환에 효과를 발휘할 뿐만 아니라 습진이나 적혈구 증식 및 황달 치료에도 이용된다. 혈당 수치를 안정시키는 데 도움이 되는 크롬도 들어 있다.

효능 및 작용
- 시력 향상
- 간과 혈액 치료
- 항암 작용

사용 부위
- 전체

디오스코리데스*는 당근 씨가 생식기의 효능을 강화한다고 밝혔다.

*디오스코리데스 (Pedanius Dioscorides) : 그리스의 의사이자 약리학자. 그가 쓴 《약물에 대하여》는 근대 식물 용어를 규정하는 데 가장 중요한 고전 자료일 뿐만 아니라 16세기에 걸쳐 가장 우수한 약리학 교과서로 이용되었다.

당근 주스(활력 증강에 좋은)

당근 3개 껍질째
사과 2개 껍질째
비트 작은 것 1개 껍질째

모든 재료를 깨끗이 씻어 작게 잘라 주서에 짜서 바로 마신다.

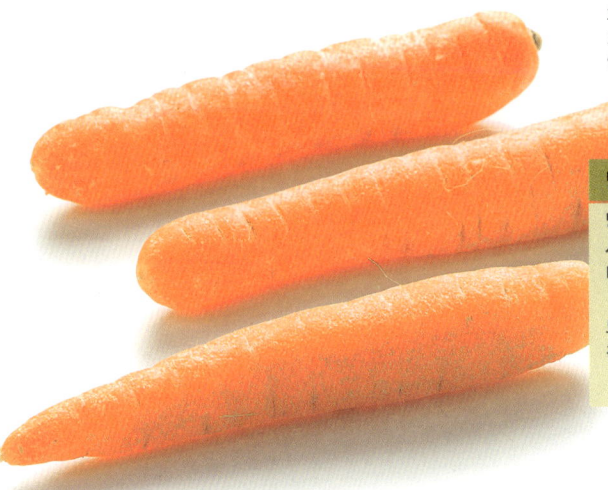

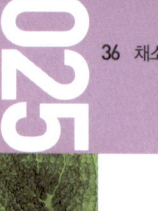

효능 및 작용
- 항암 작용
- 항산화제 풍부
- 염증 감소

사용 부위
- 잎

양배추

항산화제와 항암 화합물이 풍부한 양배추는 고대 그리스·로마 시대부터 치료 의식에 이용되었다.

양배추에는 비타민C와 베타카로틴 등의 항산화제가 풍부하여 면역력을 증강시키고 혈압을 안정시키며, 심장 질환에 대항하는 효과가 있다. 엽산이 들어 있어 기형아를 낳을 위험을 낮춰 주고, 인돌-3-카비놀이 들어 있어 유방암과 관련된 유해한 에스트로겐을 제거한다. 종양 방지 효소의 생산을 증가시켜 전립선암과 결장암을 예방하는 설포라펜도 들어 있다.

양배추 습포
(관절염과 유선염에 좋은)

양배추 잎(안쪽 부분) 5장
캐모마일차 3작은술
부드러운 천

양배추를 작게 잘라 그릇에 담은 뒤 뜨거운 캐모마일차 3작은술을 넣어 섞는다. 양배추를 천에 싸서 염증 부위에 대고 5분 정도 그대로 둔다. 필요할 때마다 실행한다.

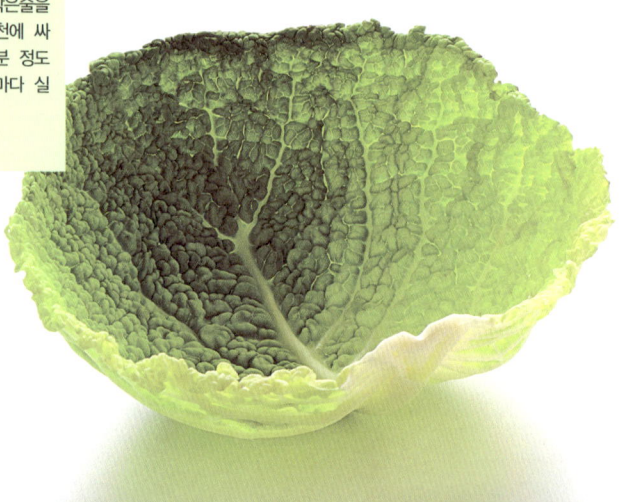

양배추 · 브로콜리 37

026

브로콜리

양배추과(십자화과)의 채소로, 오래 전부터 식용해 왔다. 암을 비롯하여 여러 가지 질환에 효과가 있다.

브로콜리에는 암세포의 활성을 억제한다고 알려진 인돌과 카로티노이드류, 비타민A의 전구체인 베타카로틴을 포함한 여러 가지 화합물이 들어 있다. 항산화 효과가 뛰어난 비타민C가 들어 있어 면역력을 높여 주고, 심장 질환과 골다공증 등의 질병을 예방한다. 철분이 풍부하여 빈혈 치료에 도움이 되고, 섬유질을 공급한다.

효능 및 작용
- 항암 작용
- 면역력 증강

사용 부위
- 머리 부분

브로콜리 & 깨 샐러드

브로콜리 1개
올리브유 2큰술
간장 60ml(1/4컵)
현미 식초 60ml(1/4컵)
참기름 2큰술
볶은 참깨 4큰술

오븐을 200℃로 예열해 둔다. 브로콜리를 1분간 끓는 물에 넣었다 건져서 물기를 뺀다. 브로콜리를 베이킹용 넓적한 그릇에 올리고 올리브유를 뿌려 10분간 가열하여 그릇에 옮긴다. 간장, 식초, 참기름을 섞은 뒤 참깨를 넣어 브로콜리에 뿌린다. 남아 있는 참깨를 한번 더 뿌리면 완성.

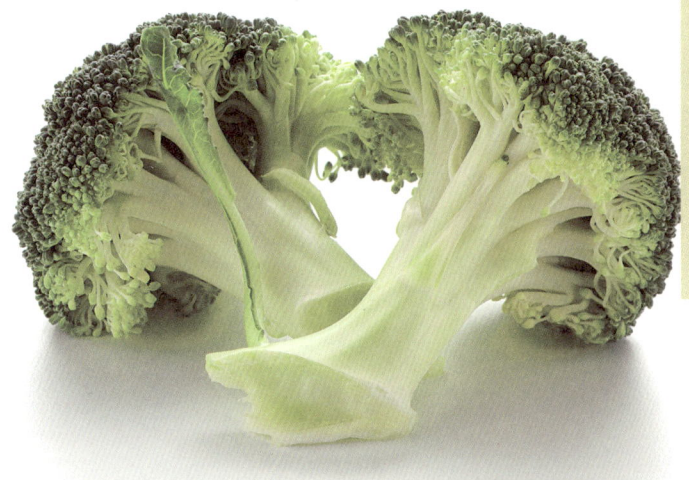

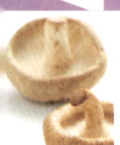

버섯(표고 & 무이)

면역계를 자극하고 높은 콜레스테롤 수치를 낮춰 준다.

표고버섯에는 면역력 증강에 효과적인 영양소가 들어 있다. 그중에서도 무이버섯(마이타케)에는 백혈구를 파괴하는 HIV의 활동을 멈추게 억제하고 에이즈를 예방하는 데 도움이 되는 베타글루칸(betaglucan)이 들어 있다. 베타글루칸은 암 종양을 축소시키는 데 뛰어난 효과를 발휘한다. 표고버섯에는 콜레스테롤 수치를 낮춰 준다고 알려진 에리타데닌(erithadenine)이 들어 있다. 모든 버섯은 비타민B 복합체 함량이 높다.

효능 및 작용
- 면역력 증강
- 항암 작용
- 진정 작용

사용 부위
- 전체

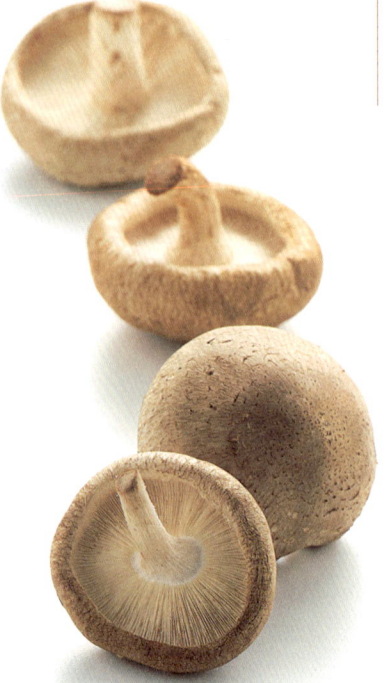

속을 채운 버섯 요리

표고버섯 큰 것 4개
올리브유 4큰술
파 4뿌리 잘게 다진 것
애호박 2개 잘게 다진 것
녹색 올리브 8개 속을 파서 다진 것
귀리 가루 2큰술
다진 바질 1큰술
간장 1큰술
후춧가루

오븐을 180℃로 예열해 둔다. 표고버섯은 줄기를 제거하여 준비한다. 냄비에 기름을 넣고 가열하여 파, 후추, 애호박, 올리브, 귀리를 넣고 3분간 볶아 바질과 간장으로 양념한다. 표고버섯을 베이킹용 그릇에 올린 뒤 표고 속에 볶은 재료를 채워 20분간 오븐에 굽는다. 샐러드 접시에 함께 곁들여 낸다.

버섯 · 토마토 39

토마토

여러 가지 요리에 다양하게 이용되며, 항암 식품으로 알려져 있다.

토마토에는 베타카로틴뿐만 아니라 비타민C·E 등의 항산화제가 풍부하다. 이들 성분은 백내장에서 심장 질환, 암에 이르기까지 모든 질병을 예방하는 데 효과가 있다. 토마토에 생생한 붉은 기운을 불어넣어 주는 리코펜은 전립선암과 유방암, 폐암 및 자궁암 위험률을 낮춰 줄 뿐만 아니라 장수에도 도움이 된다.

효능 및 작용
- 면역력 증강
- 항암 작용

사용 부위
- 전체

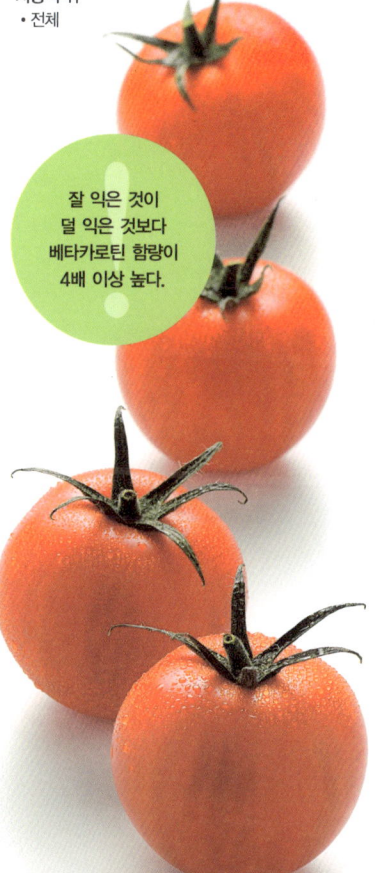

> 잘 익은 것이 덜 익은 것보다 베타카로틴 함량이 4배 이상 높다.

토마토 페스토

기름에 적신 토마토 24개
잘게 부순 마카다미아 너트 75g(3/5컵)
바질 잎 150g
마늘 3쪽 으깬 것
토마토 퓌레 1/2큰술
발사믹 식초 22ml(1/2큰술)
레몬즙 3작은술

토마토 주스 250ml(1컵)
올리브유 4큰술
소금·후춧가루 약간

모든 재료를 만능 조리기에 넣어 부드러워질 때까지 돌려 그릇에 옮긴 뒤 간을 맞춘다. 냉장고에 5일 이상 보관한다.

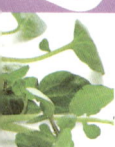

물냉이

후추와 비슷한 향미를 가진 자극적인 채소로, 전통적인 봄 강장제로 중요하게 이용된다.

십자화과 채소로, 암에 대한 저항력을 갖고 있을 것으로 추측된다. 페네틸 이소티오시아네이트(phenethyl isothiocyanate) 화합물은 특히 폐암과 담배 연기로 인해 발병하는 기관지염에 효과가 있다. 물냉이는 또한 요오드의 좋은 공급원으로, 갑상선 기능 저하 증상이 있는 사람에게 효과적이다. 이뇨·거담·청정 작용을 하여 염증 및 궤양, 종기를 완화해 주는 효과도 있다.

효능 및 작용
- 항암 작용
- 거담 작용
- 이뇨 작용

사용 부위
- 잎과 줄기

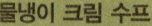

물냉이 크림 수프

물냉이 2다발 잘게 다진 것
양파 1개 껍질을 벗겨 깍둑썰기 한 것
버터 50g(1/5컵)
밀가루 25g(1/5컵)
우유 500ml(2컵)
채소 수프 가루(또는 육수) 450ml(2컵)
크림 6큰술

팬에 버터를 녹여 물냉이와 양파를 넣어 살짝 볶는다. 밀가루를 넣어 섞은 뒤 1분간 가열한다. 천천히 우유를 붓고 채소 수프 가루(또는 육수)를 넣어 잘 젓는다. 뚜껑을 닫고 걸쭉해질 때까지 약 30분간 끓인다. 믹서에 혼합물을 돌려 크림을 넣은 뒤 다시 한번 데우면 완성.

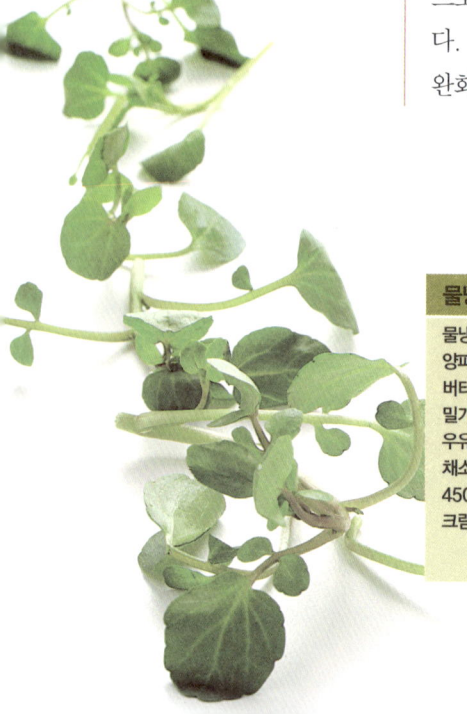

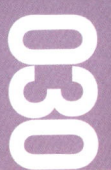

물냉이 · 양파 41

030

양파

파·마늘류에 속하며, 오랫동안 민간요법에 이용되어 왔다.

순환기계를 보호해 주는 효능을 가진 인기 채소다. 콜레스테롤 수치를 낮추고, 혈당 수치를 내려 주며, 동맥경화를 예방하는 데 효과적인 여러 가지 화합물이 들어 있다. 케르세틴이 풍부하여 암이 진행되는 것을 막고, 장에서 유해한 박테리아를 몸밖으로 배출한다. 항염증 작용을 하여 벌레 물림에서 천식에 이르기까지 염증과 관련된 증상을 치료하는 황화합물도 들어 있다.

효능 및 작용
- 방어 작용
- 거담 작용
- 항암 작용
- 항생제

사용 부위
- 껍질을 제외한 모든 부분

> 중세 유럽에서는 전염병에 대비하여 출입문에 양파 다발을 걸어 두었다.

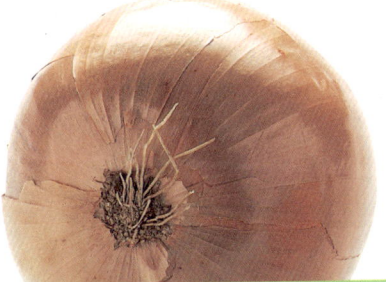

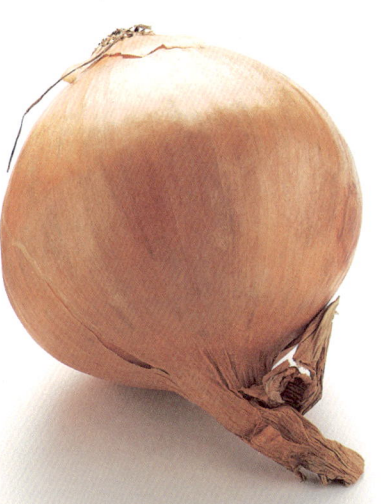

양파 압박 붕대(염증과 두통, 귀 통증에 좋은)

양파 4개 껍질을 벗겨 잘게 다진 것
흰색 모슬린 천 또는 리넨 주머니

양파를 살짝 쪄서 모슬린 천이나 리넨 주머니에 싼다. 이것을 염증이나 통증 부위에 댄다. 차가워지면 교환할 것. 4번 정도 되풀이하거나 증상이 완화될 때까지 계속한다.

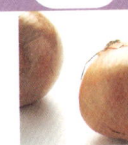

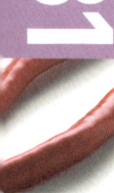

고추

동양에서는 "감기에 걸렸을 때 고추와 같은 향신료로 위(胃)에 불을 지피라"고 한다.

고추는 맵고 자극적인 양(陽)의 성질을 가진 양념으로, 호흡기 질환과 감기에 매우 효과적인 충혈 완화제다. 부비강염을 낫게 하고 폐를 정화하며, 기관지염을 치료하는 효과가 있다. 고추는 또한 순환기계와 소화기계에 작용하여 관절염, 동상, 복통, 설사 등의 다양한 질병을 치료하는 데 이용된다.

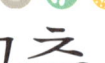
열이 날 때 해열제 대신 고추를 이용하는 것도 좋은 방법이다.

효능 및 작용
- 자극제
- 구풍제
- 방부제
- 거담 작용
- 충혈 완화
- 진통 작용

사용 부위
- 꼭지를 제외한 전체(신선한 것, 말린 것)

고추 페이스트

마른 고추 3개
마늘 2쪽 2등분한 것
양파 1개 다진 것
설탕 30g
물·레몬즙 각 50ml
소금 1/2작은술

모든 재료를 믹서에 넣고 곱게 간다. 혼합물을 작은 냄비에 부어 저어 가면서 10분간 가열한다.

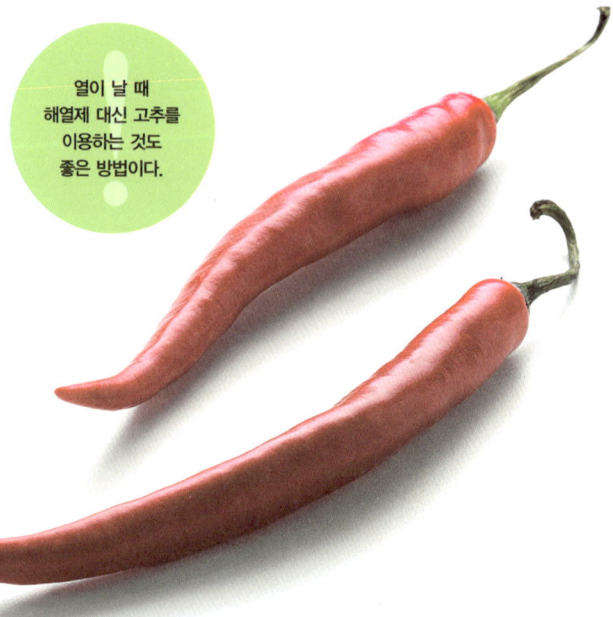

고추 · 렌즈콩 **43**

렌즈콩

오래 전부터 식용해 온 영양이 풍부한 콩으로, 소화가 잘된다.

붉은색, 초록색, 갈색 등 색깔은 다양하지만 색깔에 상관없이 단백질의 좋은 공급원이다. 비타민B 복합체, 그중에서도 특히 비타민B_3가 풍부하다. 비타민B_3가 부족하면 초조하거나 기억력이 떨어진다. 철분이 풍부하여 빈혈이 있는 사람이나 임산부, 수유부에게도 추천 된다. 섬유질이 풍부하여 순환기계와 결장 기능을 조절하는 데도 도움을 준다.

효능 및 작용
- 단백질 풍부
- 신경계 조절
- 섬유질 풍부

사용 부위
- 콩 전체

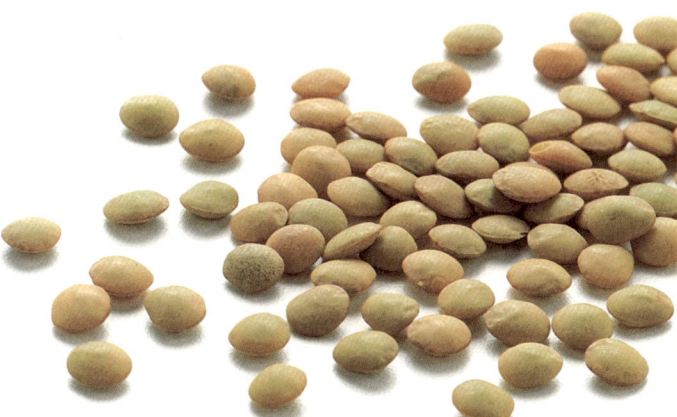

양념 렌즈콩 버거

붉은 렌즈콩 175g(7/8컵)
올리브유 1큰술
양파 1개 잘게 다진 것
카레 가루 1~2작은술
채소 수프 가루 또는 육수 450ml(2컵)
통밀 빵가루 1컵

팬에 기름을 둘러 양파를 볶은 뒤 카레 가루를 넣어 저어 가면서 2분간 더 가열한다. 렌즈콩과 채소 수프 가루(또는 육수)를 넣어 20~25분 정도 끓인다. 빵가루를 첨가하여 4개의 버거를 만들어 기름을 살짝 바른 베이킹용 그릇에 올려 노릇노릇해질 때까지 굽는다.

대두

효능 및 작용
- 고단백질
- 콜레스테롤 수치 저하
- 식물성 에스트로겐 공급
- 혈당 지수 낮춤
- 항스트레스

사용 부위
- 전체

중국에서 유래했으며, 예부터 약리 작용을 인정받아 다양한 식품으로 이용되었다.

영양가가 높고, 여러 가지 형태로 요리해 먹을 수 있는 유용한 식품이다. 콩나물, 두부, 요구르트, 가루, 두유, 된장, 간장 등 쓰임새가 매우 다양하다. 육류나 일상의 단백질을 대신하는 식품으로도 이용된다. 식물성 단백질의 일종인 레시틴(lecithin)이 풍부하여 천연 유화제 역할을 하고 콜레스테롤 수치를 낮춰 주며, 담석을 제거하는 데 효과를 발휘한다.

식물성 에스트로겐이 들어 있어 갱년기 증상과 골다공증 등의 증상을 경감시켜 주고, 결장과 장 기능을 건강하게 하며, 변비나 게실염, 치질 등을 억제하는 효과도 있

대두 파이

- 삶은 대두 200g(1컵)
- 올리브유 1큰술
- 양파 1개 잘게 다진 것
- 토마토 퓌레 2큰술
- 검은 올리브 10개 씨를 빼고 다진 것
- 파슬리 2큰술
- 볶은 참깨 1큰술

그릇에 대두를 넣고 포크로 잘 으깬다. 프라이팬에 올리브유를 두르고 양파를 넣어 부드러워질 때까지 볶아 콩을 첨가한다. 토마토 퓌레, 올리브, 파슬리, 참깨, 소금을 넣고 잘 젓는다. 내기 전에 30분 정도 식힌다.

다. 당 지수가 낮아 높은 혈당과 인슐린을 조절해 주기도 한다. 이는 에너지의 균형을 유지해 줄 뿐만 아니라 당뇨병에도 효과를 발휘한다는 것을 의미한다. 비타민B 복합체의 중요한 공급원으로, 신경계의 활동을 돕고 스트레스에 대항하는 효과도 있다.

대두 팬케이크

대두 가루 125g(1컵)
밀가루 345g
베이킹파우더 3큰술
설탕 3큰술
소금 1/2작은술
달걀 3개
두유 750ml(3컵)
대두유(식용유) 6큰술
버터

버터를 제외한 모든 재료를 그릇에 넣고 잘 주물러 반죽한다. 프라이팬에 버터를 녹여 반죽의 절반 정도를 넣어 양면을 노릇노릇하게 굽는다. 남은 반죽도 같은 방법으로 굽는다. 포개어 상에 낸다.

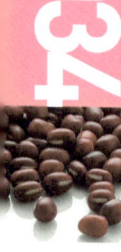

팥

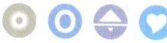

구수한 향미를 가지고 있으며, 한국과 일본 등에서는 1천 년 이상 치료 식품으로 이용해 왔다고 한다.

한의학에 의하면 팥은 여러 가지 질병의 원인이 되는 혈전의 용해를 돕는다고 한다. 신장 부신 분비 기능을 촉진하여 스트레스를 조절하고, 이뇨제로 작용하여 설사와 부종, 종기 등의 증상을 치료하며, 요로 건강도 지켜 준다.

효능 및 작용
- 혈전 용해
- 강장 작용
- 이뇨 작용

사용 부위
- 전체

팥 수프

말린 팥 200g(1컵)
채소 수프 가루(또는 육수) 600ml(2.5컵)
양파 1개 자른 것
당근 1개 깍둑썰기 한 것
셀러리 1대 깍둑썰기 한 것
간장

간장을 제외한 모든 재료를 소스용 냄비에 넣어 채소가 부드러워질 때까지 1시간 정도 끓인다. 맛을 내기 위해 간장을 약간 넣는다. 원하면 만능 조리기에 돌려도 된다.

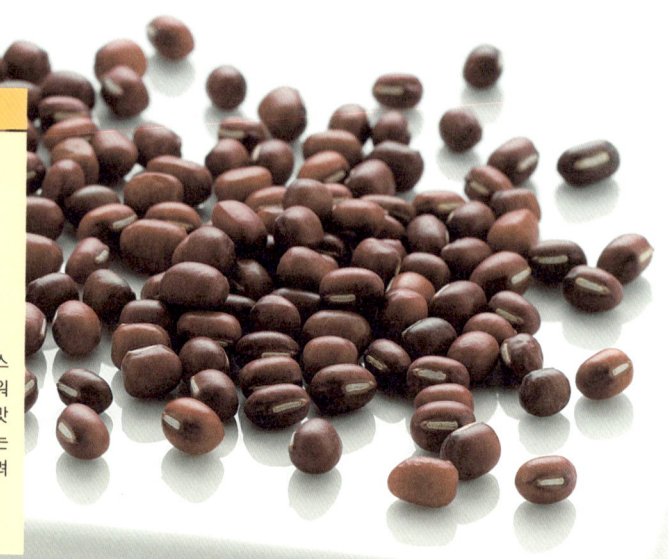

팥·검은콩 **47**

035

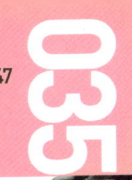

검은콩

영양가가 매우 높다.

복합 탄수화물의 공급원으로, 심장병을 비롯한 여러 가지 증상에 효과가 있다. 철분이 풍부하여 빈혈을 완화하고, 질병에서 회복될 때 체력을 불어넣어 준다. 엽산과 칼륨의 좋은 공급원으로, 심장 질환 위험률을 낮추고 기형아를 낳을 위험을 줄여 준다. 생식기와 혈액에도 작용하므로 부인과 질환에 유용하다.

효능 및 작용
- 철분 풍부
- 생식기 건강 촉진

사용 부위
- 전체

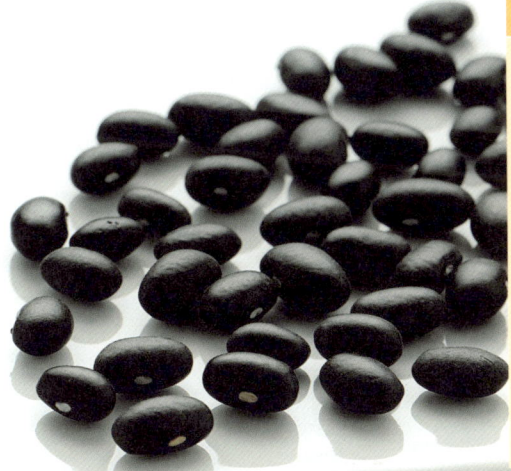

검은콩 소스

검은콩 삶은 것 300g(1.5컵)
당근 1개 깍둑썰기 한 것
셀러리 1대 깍둑썰기 한 것
다진 마늘 1큰술
말린 오레가노 1작은술
쿠민(애기회향) 간 것 1작은술
고수풀 간 것 1/2작은술
소금 1/4작은술
사워 크림 125g(1/2컵)

모든 재료를 믹서에 넣고 돌려 그릇에 옮긴다. 뚜껑을 덮어 냉장고에 보관해 두고 필요할 때 이용한다.

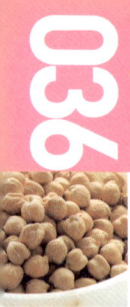

병아리콩

효능 및 작용
- 유사 에스트로겐 작용
- 방부제
- 이뇨제

사용 부위
- 전체

원기를 왕성하게 해 주며, 가장 영양가가 풍부한 콩류 가운데 하나다.

병아리콩은 유사 에스트로겐인 이소플라본(isoflavon)의 좋은 공급원이어서 생리 전 증후군이나 유방암 등의 호르몬 관련 질병을 예방하는 데 효과가 있다. 살균 효과가 있어서 이뇨제로 작용하며, 방광염과 부종에도 효과를 발휘한다. 영양 흡수를 돕고, 소화 건강에도 도움을 준다. 신경 기능과 근육을 강화하는 효과도 있다.

중동식 병아리콩 요리

통조림에 든 병아리콩
225g(1컵)
마늘 4쪽 껍질 깐 것
참깨 간 것 4큰술
올리브유 4큰술
레몬 2개 2등분한 것

캔에서 병아리콩만 꺼내어 마늘, 참깨 간 것, 올리브유와 함께 만능 조리기에 넣고 돌린다. 레몬즙을 짜서 혼합물에 넣은 뒤 옅은 크림색이 될 때까지 섞는다. 위에 올리브유를 약간 뿌려 신선한 채소와 함께 소스로 낸다.

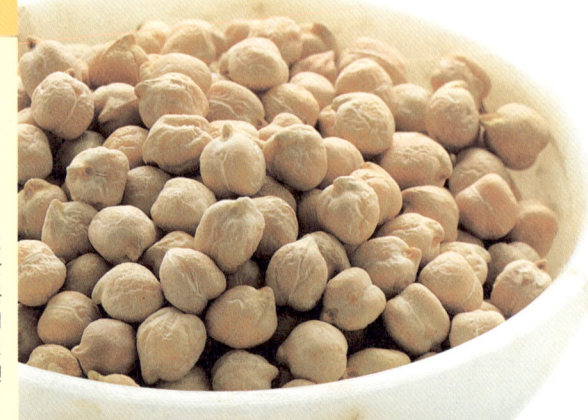

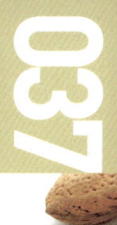

아몬드

다른 견과류에 비해 식이섬유와 칼슘이 풍부하여 몸을 건강하게 한다.

아몬드에는 상당히 많은 양의 식이섬유가 들어 있어 소화를 촉진하는 효과가 뛰어나다. 칼슘이 풍부하여 뼈를 건강하게 해 주며, 식물성 화합물인 케르세틴과 캠페롤(kaempferol) 덕분에 항암 효과도 발휘한다. 단일 불포화지방산이 65% 이상 함유되어 있어 혈중 지방 수치를 낮춰 준다. 동맥벽에 부착하는 나쁜 LDL 콜레스테롤을 억제하여 심장 질환을 예방하는 비타민E도 들어 있다.

효능 및 작용
- 소화력 촉진
- 심장 보호
- 항암 작용

사용 부위
- 전체

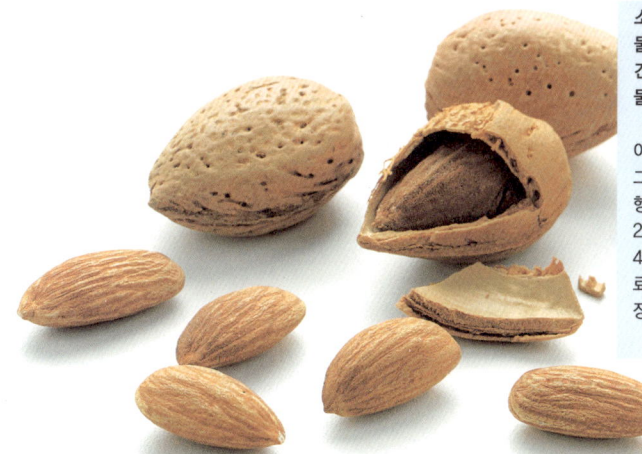

아몬드 & 건포도 우유

소금에 절인 아몬드 225g(2컵)
물(불림용)
건포도 한 줌
물 455ml(2컵)

아몬드에 물을 넣어 하루 동안 그대로 두었다가 물을 따라 내고 헹군다. 건포도도 물에 담갔다가 2시간 뒤에 물을 따라 낸다. 물 455ml과 함께 만능 조리기에 재료를 넣고 돌려 체에 거른다. 냉장고에 4일 이상 보관한다.

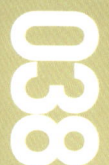

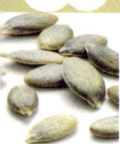

호박씨

아연, 철분, 단백질, 필수 지방산, 비타민B 복합체 등이 풍부한 천연 영양 식품이다.

아연이 풍부하여 남성 강장제로 명성이 높은 호박씨는 전립선 비대증을 치료해 준다. 중요한 에너지원으로, 우리 몸에 흡수되기 쉬운 철분도 들어 있다. 오메가-3 지방산이 들어 있으며, 피부 건강을 돕고 기억력을 유지하는 세포를 증강시키는 효과도 있다. 심장 혈관 질환과 면역 결핍 증상에 대항하고, 장내 기생충을 억제한다.

효능 및 작용
- 전립선 건강 촉진
- 피로 해소
- 기억력 회복

사용 부위
- 씨앗

호박씨 죽

호박씨 300g 껍질째
우유 500~750ml(2~3컵)
꿀 약간

만능 조리기나 분쇄기에 호박씨를 넣고 돌려 우유 2컵을 넣어 다시 한번 간다. 원하는 상태가 될 때까지 우유를 조금씩 더 첨가한다. 소스용 냄비에 옮겨 따뜻하게 데운다. 기호에 따라 꿀을 첨가한다.

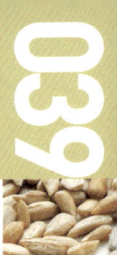

해바라기씨

여러 가지 영양소가 풍부한 해바라기씨는 자연이 준 훌륭한 강장제 가운데 하나다.

해바라기씨는 비타민B의 좋은 공급원으로, 부신에 영양을 공급하고 슬럼프나 스트레스와 관련된 여러 가지 증상을 해소해 준다. 필수 지방산이 들어 있어서 우울증과 초조한 증상을 줄여 주고 습진을 치료하는 데도 효과가 있다. 이뇨제·거담제로 작용하여 기관지나 목, 폐렴 치료에도 이용된다.

효능 및 작용
- 에너지원
- 항스트레스 작용
- 이뇨 작용
- 거담 작용

사용 부위
- 씨앗

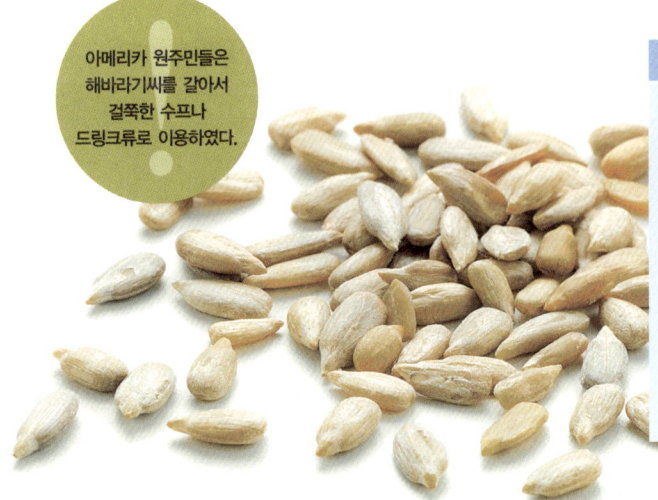

아메리카 원주민들은 해바라기씨를 갈아서 걸쭉한 수프나 드링크류로 이용하였다.

씨앗류·견과류 모듬

해바라기씨 80g(1/2컵)
호박씨 40g(1/4컵)
껍질을 벗겨 다진 아몬드 30g(1/4컵)
구운 코코넛 플레이크 90g(1컵)
말린 살구 자른 것 160g(1/3컵)

베이킹용 넓은 그릇에 각종 씨앗과 견과류를 담아 황금색을 띨 때까지 180℃의 오븐에서 4~5분간 굽는다. 코코넛과 살구를 함께 곁들인다.

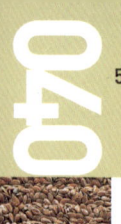

52 견과류 & 씨앗류

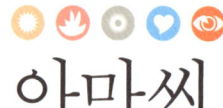

아마씨

필수 지방산이 풍부하면서도 균형 있게 들어 있다. 많은 질병으로부터 몸을 보호하고 질병에 대한 저항력을 키워 준다.

아마씨의 놀라운 효능은 이제 전 세계적으로 알려져 있다. 오메가-3・오메가-6 필수지방산 함량이 높아 열량 생산을 돕고, 산소와 지방을 운반하여 조직 세포, 즉 생식기와 분비선, 근육, 눈을 건강하게 한다. 전통적으로 영양 결핍과 피부 질환, 관절염, 생리 전 증후군, 수정 문제 등 다양한 질병을 치료하는 데 이용되어 왔다.

효능 및 작용
- 필수 지방산 풍부
- 에너지원
- 생식기 건강
- 거담 작용

사용 부위
- 씨앗

아마씨 습포
(염증과 충혈, 통증 완화에 좋은)

곱게 간 아마씨 2작은술
물 455ml(2컵)
린넨

냄비에 아마씨와 물을 넣고 끓인다. 불을 줄여 걸쭉한 죽 형태가 될 때까지 잘 섞는다. 린넨을 펼쳐 내용물을 골고루 바른 뒤 환부에 붙인다. 그 주변을 다른 천으로 감아 고정한다. 열을 오랫동안 유지하기 위해 따뜻한 천으로 감싼다.

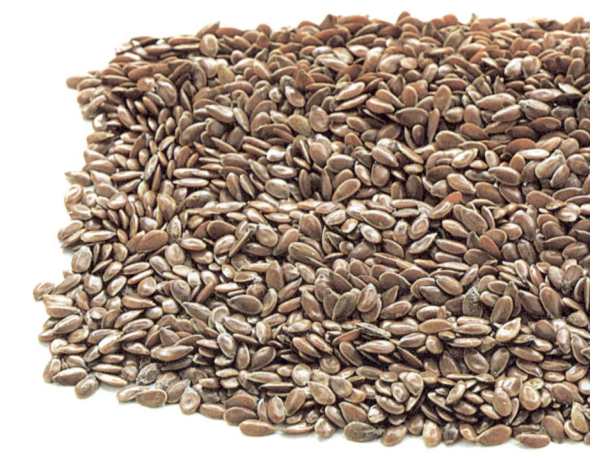

고대 이집트나 그리스, 로마의 의학 서적에는 질병 예방이나 치료 등의 의학적인 목적으로 아마씨를 이용했다는 기록이 많이 남아 있다.

필수 지방산은 스태미나를 북돋우고 순환계와 대사를 책임지는 호르몬 같은 물질인 프로스타글란딘(prostaglandin)을 만드는 데 필요하다. 거담제이자 용해제로 작용하여 염증뿐만 아니라 기침이나 기관지염 같은 증상을 치료하는 데도 효과가 있다. 통변을 원활하게 하고 장을 튼튼하게 하며 변비를 완화해 주는 효과도 있다.

> 아마씨를 최초로 식품으로 이용한 것은 고대 아비시니아 인들로 추측된다.

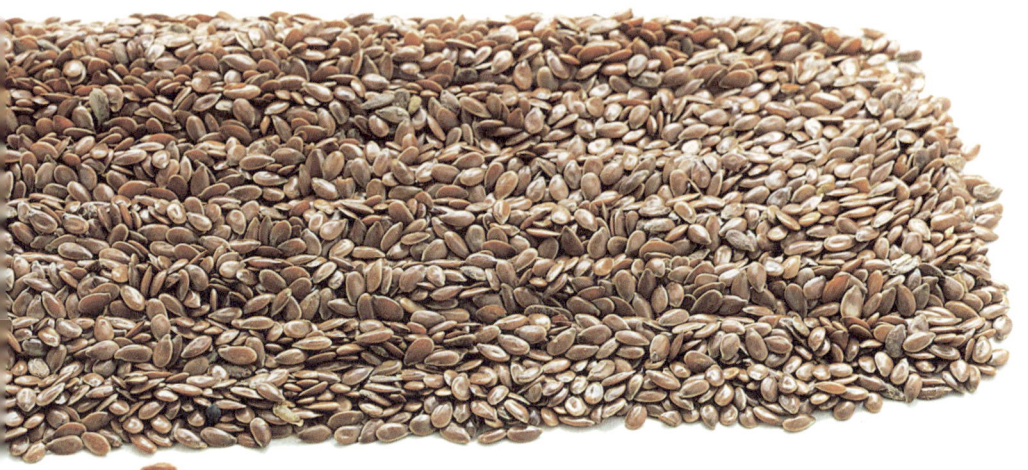

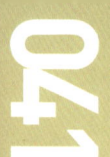

브라질 너트

아마존 정글에서 자라는 큰 나무의 커다란 씨앗으로, 적혈구 과다증을 치료한다.

셀레늄이 풍부한 브라질 너트는 우울증과 유방암을 예방하는 효과가 있다. 신경계에 필수인 비타민 B_1과 마그네슘, 단백질 함량도 높다. 불포화 지방산이 풍부하여 콜레스테롤 수치를 낮춰 주고, 아르기닌(arginine)과 플라보노이드(flavonoid)가 들어 있어 관상동맥 질환(허혈성 심질환)과 암 예방에도 효과를 발휘한다.

효능 및 작용
- 기분 고조
- 항암 작용
- 콜레스테롤 수치 저하

사용 부위
- 전체

브라질 너트 사탕 과자

굵은 설탕 440g(2컵)
중조(중탄산소다) 1/4작은술
브라질 너트 간 것 190g(1.5컵)
밀크 초콜릿 녹인 것 175g

두터운 프라이팬에 설탕을 넣고 저어 가면서 약한 불에 녹인다. 중조를 첨가한 뒤 브라질 너트 1컵을 넣고 섞는다. 기름을 바른 베이킹 시트에 부어 0.5cm 두께로 민다. 식혀서 초콜릿을 입힌 뒤 남은 브라질 너트를 뿌린다. 굳으면 먹기 좋은 크기로 자른다.

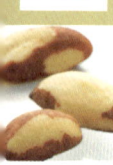
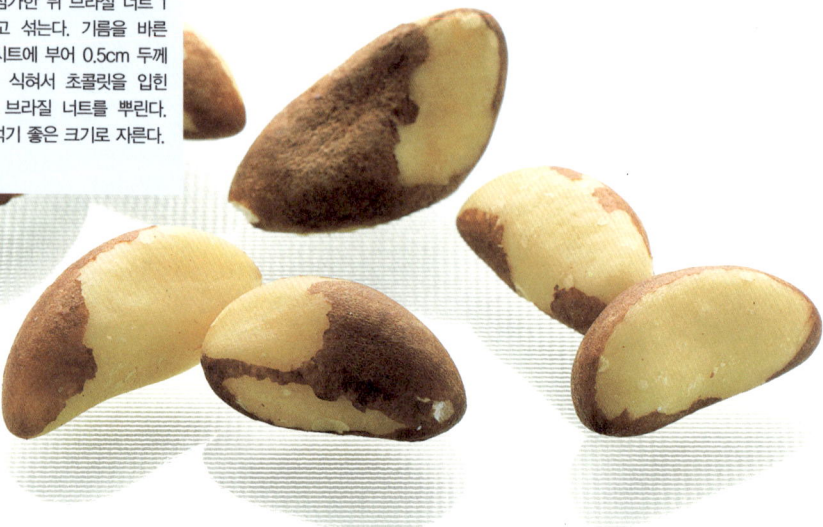

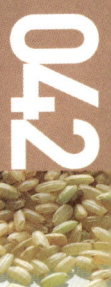

브라질 너트 · 현미 55

현미

밥의 주재료로 이용되며, 소화기계와 순환기계를 진정시키는 민간요법제로 유용하다.

현미에는 섬유질이 풍부하여 소화를 촉진하고, 모든 장관을 진정시켜 과민성 대장 증후군 등을 완화해 준다. 단립종은 독소를 정화하는 작용을 도와 결장 기능을 향상시킨다. 비타민B 복합체가 풍부하여 근심과 피로, 우울증을 풀어 주는 효과도 있다. 외피인 겨 부분에는 오리자놀(oryzanol)이 들어 있어서 쌀겨에서 추출한 오일인 미강유(米糠油)는 콜레스테롤 수치를 낮춰 주는 효과가 있다. 외용하면 염증을 포함한 피부 질환에 효과를 볼 수 있다.

효능 및 작용
- 소화관 진정
- 콜레스테롤 수치 저하
- 피로 해소

사용 부위
- 전곡

쌀은 기원전 3천 년 인도 주변에서 처음 발견되었다고 한다.

쌀 습포 (피부 염증에 효과적인)

곱게 간 현미쌀 40g(1/5컵)
우유 60ml(1/4컵)
가제 또는 목면천

그릇에 쌀과 우유를 담아 죽 형태가 되도록 섞어 필요한 부위에 바른다. 가제나 목면천을 이용하여 부위를 안전하게 감아 3시간 이상 있을 것.

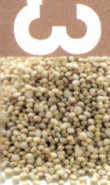

효능 및 작용
- 완전 식품
- 정화 작용
- 활력제

사용 부위
- 전곡

> 키노아는 옥수수, 감자와 함께 안데스 사람들의 중요한 식재료로 이용되어 왔다.

키노아

남미 안데스에서 전해졌으며, 건강 유지에 좋은 여러 가지 성분이 풍부하다.

키노아에는 주목할 만한 단백질이 많이 들어 있다. 특히 어린이에게 좋고 빈혈과 근육 퇴화로 인해 고생하는 사람들에게 좋은 단백질이 풍부하다. 동맥을 깨끗하게 하는 효과도 있다. 칼슘, 철분 등의 미네랄과 비타민B 복합체, 비타민E 등의 영양소도 풍부하다. 한의학에서는 신장 강화와 간 재생에 키노아를 이용한다. 생식기를 건강하게 하고 비뇨기 질환을 치료할 뿐만 아니라 해독과 피부 질환을 치료하는 데도 이용한다.

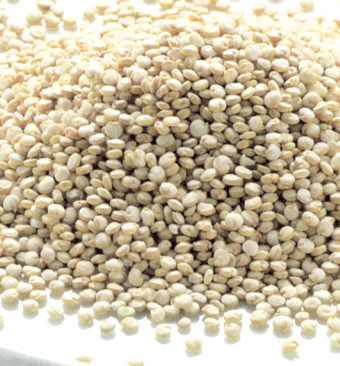

키노아 & 병아리콩 샐러드

키노아 90g(1컵)
물 500ml(2컵)
올리브유 4작은술
캔에 든 병아리콩 225g
토마토 1개 씨를 빼고 잘게 다진 것
라임즙 3큰술
잘게 썬 고수풀 2큰술
쿠민(애기회향) 1/2작은술

소스용 냄비에 키노아와 물을 넣고 약한 불에 올려 뚜껑을 덮은 채 15분간 끓인다. 물을 따라 낸 뒤 키노아를 다른 그릇에 옮겨 올리브유를 넣고 골고루 섞는다. 남은 재료들을 첨가한 뒤 다시 한번 잘 섞는다.

호밀

2천 년 이상 러시아에서 재배해 온 곡물로, 주로 가루로 만들어지며 밀 대체품으로 이용된다.

호밀에는 칼슘과 철분, 칼륨이 풍부해서 골다공증이나 빈혈, 두통이 있는 사람에게 효과가 좋다. 식물성 에스트로겐의 기능을 가진 리그난(lignans)이 들어 있어 혈액의 점성을 감소시키고, 식물섬유가 풍부하여 변비를 해소해 준다. 설탕과 프록토올리고당(fructooligosaccharides)이 들어 있어서 소화 건강에 유용한 생균제 역할을 하기도 한다.

효능 및 작용
- 칼슘과 철분 풍부
- 높은 소화성
- 생균제 역할

사용 부위
- 전곡

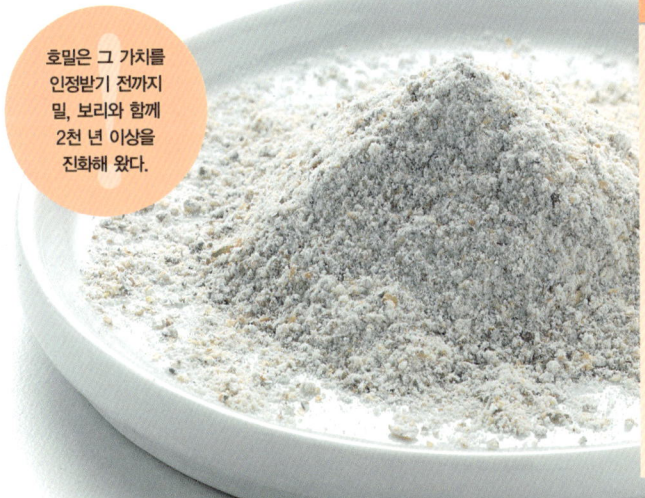

호밀은 그 가치를 인정받기 전까지 밀, 보리와 함께 2천 년 이상을 진화해 왔다.

호밀 팬케이크

호밀가루 100g(1/2컵)
달걀 큰 것 1개
물 100ml(1/2컵)
우유 150ml(2/3컵)
올리브유 1큰술

호밀가루, 달걀, 물, 우유를 믹서 조리기에 넣고 돌려 10~15분 정도 그대로 둔다. 두터운 프라이팬에 올리브유를 약간 둘러 불을 올린 뒤 국자로 떠서 2~3큰술씩 덜어 굽는다. 케이크 표면에 거품이 나면 위를 살짝 두드려 준다. 완전히 익을 때까지 4~5분간 그대로 둔다.

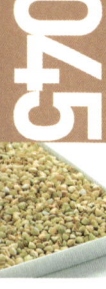

메밀

러시아와 폴란드에서는 주요 식품으로 이용한다. 곡류로 알고 있지만 견과류에 속한다.

메밀에는 바이오플라보노이드(bioflavonoids)의 일종인 루틴(rutin)이 풍부하여 모세혈관을 강하게 해 준다. 특히 정맥류나 동상, 동창성 홍반을 예방하고 치료하는 효과가 좋다. 고혈압과 동맥경화를 치료하고, 우울증을 풀어 주는 효과도 있다. 국소적으로 이용하면 조직의 과잉 분비물을 방출하여 통증과 염증을 풀어 주기도 한다.

효능 및 작용
- 모세 혈관 강화
- 정맥류 예방
- 과잉된 분비물 방출

사용 부위
- 전곡

메밀 습포
(피부 염증에 효과적인)

메밀가루 220g
물 250ml(1컵)
모슬린 천

소스용 냄비에 물을 넣고 가열하여 잠깐 식힌 것에 메밀가루를 넣어 잘 섞는다. 모슬린 천을 이용하여 메밀을 잘 감싸서 환부에 댄 뒤 붕대로 고정한다. 10분간 그대로 둔다. 식으면 다시 따뜻하게 데워 10분간 다시 한번 실행한다.

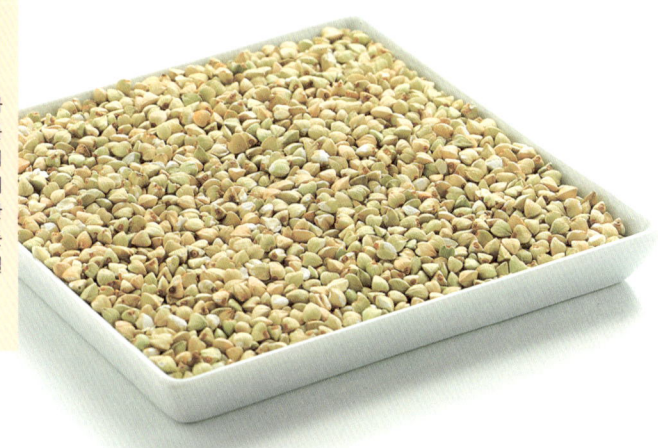

보리

진통 작용과 림프구를 청화해 주는 효과 덕분에 민간요법제로 가치가 높다.

보리는 점막에 작용하는 독특한 효능이 있어서 장과 요로의 염증을 진정시킨다. 칼슘과 칼륨 등의 무기질과 비타민B 복합체가 풍부하여 스트레스나 피로로 고통받는 사람에게 유용하다. 콜레스테롤 수치를 낮춰주는 효과가 있는 점착성 섬유질인 베타글루칸도 들어 있다.

효능 및 작용
- 진통제
- 정화 작용
- 항스트레스

사용 부위
- 전곡

보리는 모든 상처와 목 궤양을 경감시키는 효과도 있다.

레몬 보리수
(방광염과 변비, 설사에 효과적인)

정맥보리 125g(2/3컵)
물 900ml(4컵)
레몬 1개 껍질 깐 것
꿀

소스용 냄비에 물 240ml(1컵)와 보리를 넣고 가열한다. 물을 따라 낸 뒤 레몬 간 것을 넣어 보리가 부드러워질 때까지 남은 물을 첨가하면서 끓인다. 액을 걸러낸 뒤 꿀을 넣어 식히면 완성. 증상이 나타날 때마다 마시면 된다.

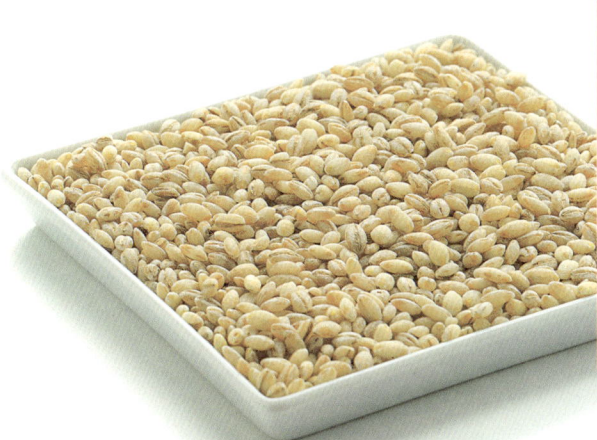

귀리

신경 증상을 진정시키고 위병을 치료하는 전통 민간요법제로 이용해 왔다.

연맥(燕麥) 또는 작맥(雀麥)이라고도 하며, 중앙아시아 아르메니아 지방이 원산지로 알려져 있다. 귀리는 보통 압착된 상태로 상품화되어 판매된다. 말린 씨의 껍질을 벗겨 거칠게 간 것은 스코틀랜드 오트밀의 주재료로 이용된다.

귀리는 단백질의 좋은 공급원이자, 칼슘, 칼륨, 마그네슘과 비타민B 복합체 등이 놀라울 만큼 풍부한 건강 식품으로, 뼈와 치아를 강하게 해 줄 뿐만 아니라 활력제로 이용된다. 섬유질이 풍부하여 십이지장막과 위, 장 등을 보호하는 완화제 역할을 하며 소화가 매우 잘된다. 이들 성분이 항경련 작용을 하여 과민성 대장 증후군을 치료하는 데도 효과를 발휘한다. 동맥벽을 지탱해 주는 규소와 고혈압 예방에 효과적인 베타글루칸도 풍부하다.

효능 및 작용
- 활력제
- 소화 장애 완화
- 항우울
- 심장 질환 예방
- 항경련
- 피부 연화

사용 부위
- 전곡

귀리 젤리 (위 질환에 효과적인)

귀리가루 65g(1/2컵)
물 450ml(2컵)
버터 15g
설탕 또는 꿀(맛내기용)

소량의 물과 귀리가루를 갈아서 냄비에 남은 물을 넣고 걸쭉해질 때까지 저으면서 가루를 계속 넣는다. 걸쭉해질 때까지 계속 저어 가면서 7분간 끓여 설탕이나 꿀을 첨가한다.

귀리의 겉껍질인 겨는 혈중 콜레스테롤을 안정시켜 주는 효과가 있다. 당 지수가 낮은 복합 탄수화물을 함유하고 있어서 에너지를 지속적으로 내고 불면증을 완화하며, 당뇨병 환자의 인슐린 농도를 조절해 준다. 진정 효과도 있어 우울증에도 효과를 발휘한다. 피부 연화제 역할을 하므로 염증을 완화하는 데도 효과적이다.

귀리 가루와 월계수 기름을 이용하여 만든 습포는 가려움증을 완화해 준다.

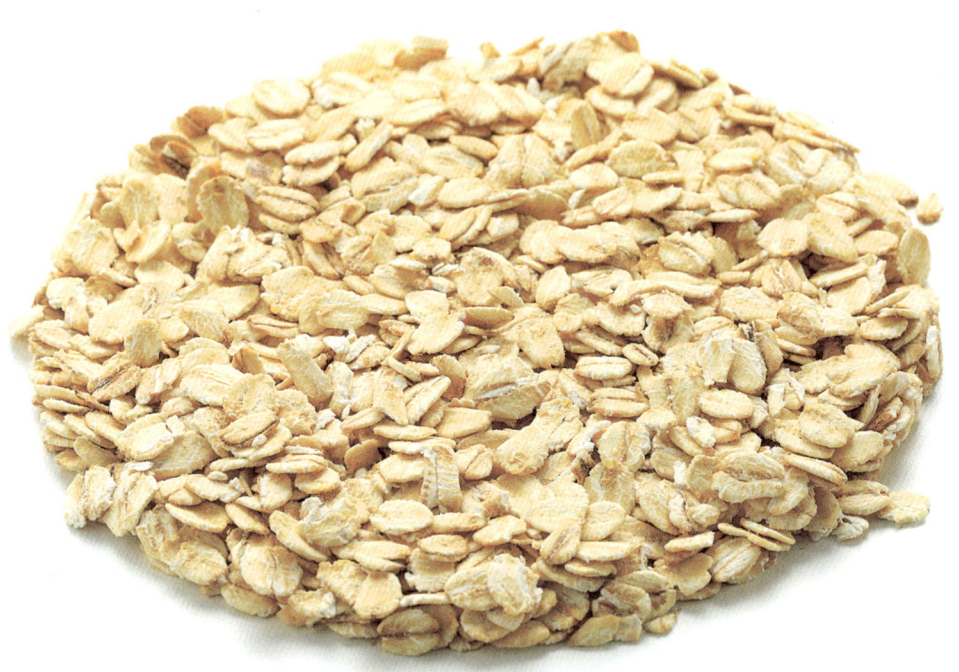

효능 및 작용
- 구풍제
- 산성화 방지
- 규소 함유

사용 부위
- 전곡

조

위와 비장, 췌장 등 소화 기관의 기능을 돕는 영양가 높은 곡류다.

단백질은 풍부하고 전분 함량은 낮은 유일한 알칼리성 곡류로, 소화 기관을 강화하는 효과가 있다. 항진균·항점액 효과가 있어서 칸디다증(곰팡이성 감염의 일종)과 생리전 증후군을 예방한다. 규소가 풍부하여 몸을 정화하고 회복시키며, 무기염을 몸밖으로 배출하고, 머리카락과 피부, 치아, 눈, 손톱 건강을 지켜 준다. 칼륨과 마그네슘이 풍부하여 관절염과 골다공증을 치료하는 데도 유용하다.

계절 채소 & 조 스튜

조 375g(1.5컵)
계절 채소 1kg
식물성 기름
끓인 물 2L(8컵)
채소 수프 가루 2작은술

커다란 냄비에 기름을 약간 두르고 채소를 잘라 넣어 부드러워질 때까지 볶는다. 다른 팬에 기름을 둘러 조를 넣고 3~4분간 갈색을 띨 때까지 볶는다. 채소를 넣고 저어 가면서 조금 더 볶는다. 물과 수프 가루를 넣고 30분 정도 끓여 뜨거울 때 먹는다. 기호에 따라 양념을 첨가한다.

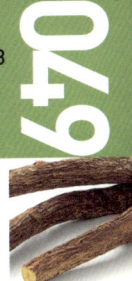

조 · 감초

감초

중국에서 수천 년 동안 민간요법에 이용해 왔을 만큼 다양한 치료 효과를 가지고 있다.

감초는 위산 농도를 낮추는 효과가 있어서 소화관에서 위산 과다를 막고 위궤양을 경감시킨다. 거담 작용을 하여 감기나 천식, 폐렴 등에도 효과를 발휘한다. 뿌리에는 피부를 진정시키고 완화해 주는 감초산이라는 성분이 들어 있으며, 소염 · 항알레르기 · 항관절 작용이 있어 약으로도 이용된다. 아스피린과 같은 효과가 있어 열을 내리고 두통을 해소해 주며, 간에 작용하여 담즙 유량을 감소시키고 콜레스테롤 수치를 낮춰 준다.

> 알렉산더 대왕, 시저, 브라흐마도 감초를 이용했다고 한다.

효능 및 작용
- 위산 감소
- 거담 작용
- 항관절염
- 아스피린과 같은 효과

사용 부위
- 뿌리

감초액
(감기와 폐 질환에 효과적인)

감초 뿌리 25g
아마씨 1작은술 가득
건포도 110g(2/3컵)
물 2L(8컵)
흑설탕 110g(2/3컵)
화이트 와인 비네거 1작은술

냄비에 감초, 아마씨, 건포도, 물을 넣어 물이 반으로 줄어들 때까지 끓인다. 설탕과 비네거를 넣어 잘 젓는다. 자기 전에 240ml(1컵)를 마신다.

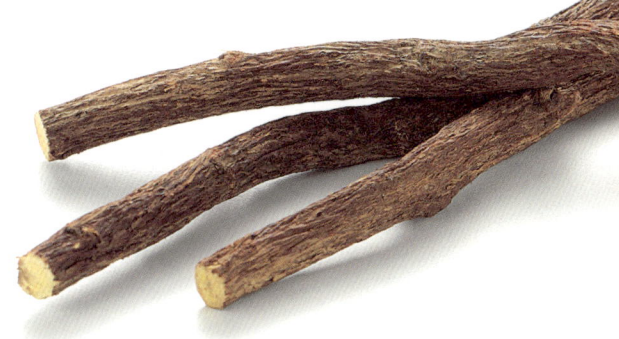

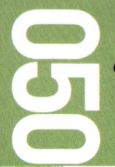
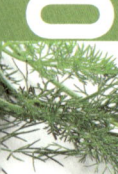

펜넬

파슬리과에 속하며, 특히 씨앗이 예부터 의약적 효능을 인정받아 많이 이용되었다. 요리 재료로도 유용하다.

회향은 항경련제·진통제·이뇨제로 잘 알려져 있다. 소화 장애와 체액이 정체되는 것을 풀어 주고, 장 경련을 경감시킨다. 소변을 통해 독소를 배출하는 기능을 촉진하여 관절염과 통풍에 효과를 발휘한다. 정유 성분은 살균 작용을 하는데, 특히 요로 감염에 효과가 좋다.

중세 시대만 해도 회향은 마력을 가진 소독약으로 간주되었다.

효능 및 작용
- 항경련 작용
- 이뇨 작용
- 체액 정체 해소
- 소화 촉진

사용 부위
- 씨앗

펜넬 & 정향 양치질 용액

펜넬 씨앗 1/2작은술
정향 간 것 1/2작은술
고순도의 에틸알코올 또는 품질 좋은 보드카 2큰술
증류수 250ml(1컵)
종이로 된 커피 여과지

그릇에 알코올을 넣고 펜넬과 정향을 넣어 뚜껑을 덮은 채 3일간 그대로 둔다. 커피 여과지에 걸러 물을 첨가한 뒤 봉하여 6주간 보관한다. 한 번에 1큰술씩 덜어 입을 헹구는 양치질 용액으로 이용한다.

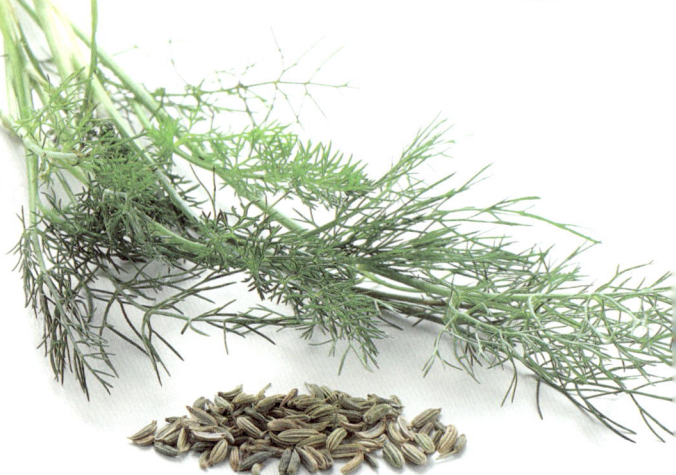

에치나세아

자주색 콘플라워(국화과)로 알려져 있으며, 품종이 다양하다. 역사적으로 오랜 치료 효과를 가지고 있다.

에치나세아는 만성 면역 자극제로 알려져 있다. 백혈구 수를 증가시키고 호흡기의 세포 활성을 촉진하며, 감기와 인플루엔자, 귀 염증, 만성 피로, 알레르기 등을 치료하는 데 이용된다. 바이러스 증식 억제 물질인 인터페론에 자극을 받아 항바이러스 작용을 한다. 전통적으로 치료 효과를 촉진하는 데 사용되어 왔으며, 염증 억제에도 효과를 발휘한다. 대장염 같은 내부 증상과 여드름 같은 외부적인 증상을 치료하는 데도 이용된다.

효능 및 작용
- 면역 자극제
- 감기 및 인플루엔자 완화
- 치료 촉진

사용 부위
- 뿌리

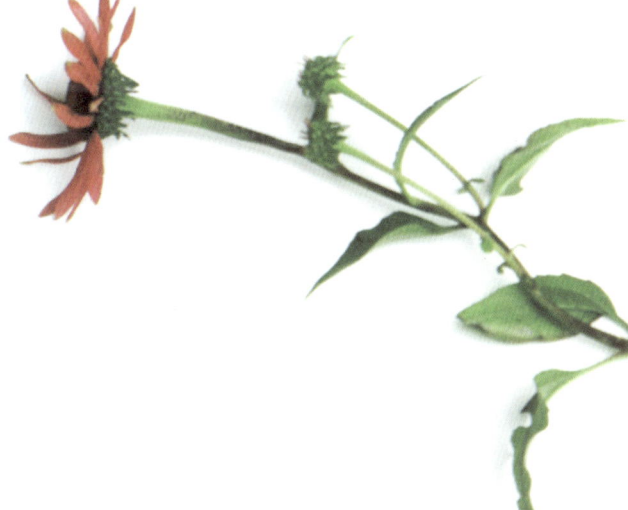

에치나세아 달인 즙
(목 건강에 좋은)

말린 에치나세아 20g 또는 신선한 뿌리 40g
물 750ml(3컵)

소스용 냄비에 에치나세아 뿌리와 물을 넣고 물이 1/3 정도 줄어들 때까지 20~30분간 끓인다. 액을 걸러 내어 서늘한 곳에 3일간 보관한다. 50ml 정도를 덜어 뜨겁거나 차갑게 하여 하루 3회 복용한다.

박하(페퍼민트)

소화 촉진제로 잘 알려져 있으며, 가장 일반적인 민간요법제의 하나로 많이 이용된다.

소화 기관을 진정시킬 뿐만 아니라 가슴앓이나 소화 불량, 멀미 등의 치료에 이용되는 효과적인 허브다. 순환기계를 개선해 주며, 한기(寒氣)와 열, 감기, 인플루엔자, 코막힘, 충혈 등을 치료해 준다. 진통 효과가 있어서 두통이나 관절염, 신경통, 좌골 신경통 등에도 유용하다. 정유 성분은 살균 효과가 있어서 항박테리아 · 항기생충 · 항진균 · 항바이러스 작용을 한다.

효능 및 작용
- 소화관 진정
- 장 보호
- 순환기 개선
- 충혈 완화
- 진통제
- 방부제

사용 부위
- 잎

박하 족욕제
(피곤한 발을 풀어 주는)

거칠게 다진 신선한 박하잎 50g
끓인 물 1L(4컵)
뜨거운 물 1.75L(7.5컵)
붕사* 1작은술
황산마그네슘 1큰술

커다란 그릇에 허브와 끓인 물을 넣어 1시간 정도 두었다가 거른다. 이것을 뜨거운 물을 채운 대야에 첨가한 뒤 붕사와 황산마그네슘을 넣고 잘 젓는다. 15~20분간 발을 담근다.

*붕사(borax) : 붕산을 중화 결정시켜 얻는 물질

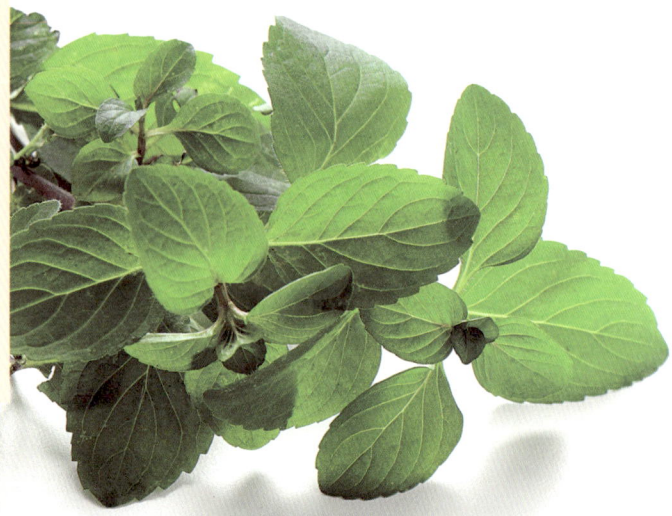

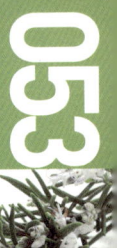

로즈마리

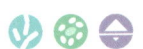

기분을 고조시켜 주며, 감기와 복통, 신경 과민, 습진 등에 이용되어 온 오래된 민간요법제다.

로즈마리는 방부성·항산화성·항경련성·수렴 효과를 가지고 있어서 순환기 질환에서 근육의 긴장, 기침, 감기, 구강 질환, 잇몸 감염, 과민성 대장 증후군 등의 다양한 질환에 효과를 발휘한다. 기분을 고조시켜 주는 허브로 피곤한 증상에 효과가 좋으며, 신경 진정제로도 작용한다. 여성 질환과 두통에도 탁월한 효과가 있다. 정유는 방충제로 이용할 수 있다.

효능 및 작용
- 수렴 효과
- 항경련 효과
- 기분 고조
- 신경 진정제

사용 부위
- 잎

토닉 와인 & 도포제 (긴장된 근육과 두통을 풀어 주는)

신선한 로즈마리 잎 한 줌
계피 작은 것 2조각
정향 5개
생강 간 것 1작은술
레드 와인 1병

로즈마리, 계피, 정향을 잘라서(절구를 이용해도 된다) 키가 큰 병에 넣은 뒤 생강을 넣고 와인을 붓는다. 입구를 봉하여 서늘한 곳에 7~10일 정도 둔다. 맑은 액을 따라낸 뒤 다시 병에 넣고 봉하여 보관한다. 하루 1잔씩 마시거나 화장솜에 적셔 필요한 부분에 바른다.

로즈마리를 샴푸로 이용하면 이른 나이에 대머리가 되는 것을 예방할 수 있다.

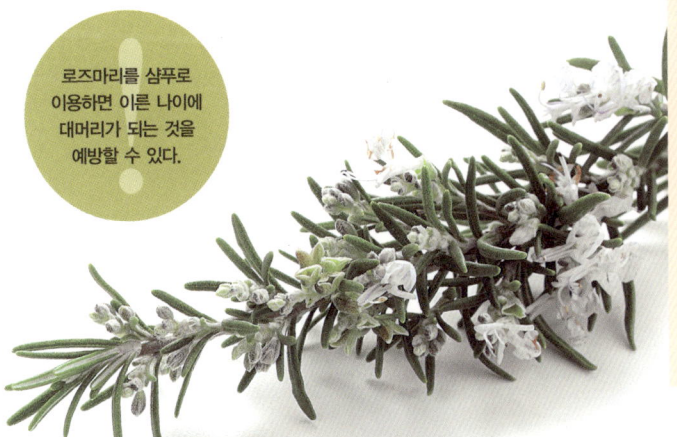

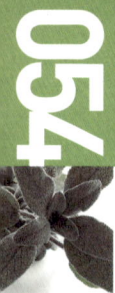

세이지

지중해에서 유래했으며, 요리뿐만 아니라 치료 요법에도 많이 사용된다.

항박테리아, · 항바이러스 효과를 가진 허브로, 기침과 감기, 호흡기계 질환을 치료하는 데 사용되는 민간 재료다. 방부제 · 충혈 완화제로 작용하며, 수렴 효과를 발휘하고 점액을 감소시켜 준다. 특히 기관지염의 치료에 뛰어난 효과를 발휘한다. 장을 자극하고 소화기계를 강하게 하는 효과도 있다. 활기 없는 피부를 맑게 하고 조직을 단단하게 하며, 진정 작용을 하고 심적인 고통도 덜어 준다.

효능 및 작용
- 호흡기 질환 치료
- 충혈 완화제
- 소화 촉진
- 진정제

사용 부위
- 잎

세이지 & 타임 가글제
(호흡기 질환에 좋은)

세이지 잎 크게 한 줌
타임 잎 작게 한 줌
끓인 물 450ml(2컵)
사과식초 30ml(2큰술)
꿀 2작은술
고추 1작은술

찻주전자에 허브 잎을 적당히 잘라 넣은 뒤 끓인 물을 붓고 뚜껑을 덮어 약 30분간 둔다. 잎을 걸러 낸 뒤 식초와 꿀, 고추를 넣고 잘 젓는다. 초기 증상이 나타날 때 혼합물로 입속을 가글하거나 하루 2~3회 2작은술씩 마신다. 일주일 내에 사용할 것.

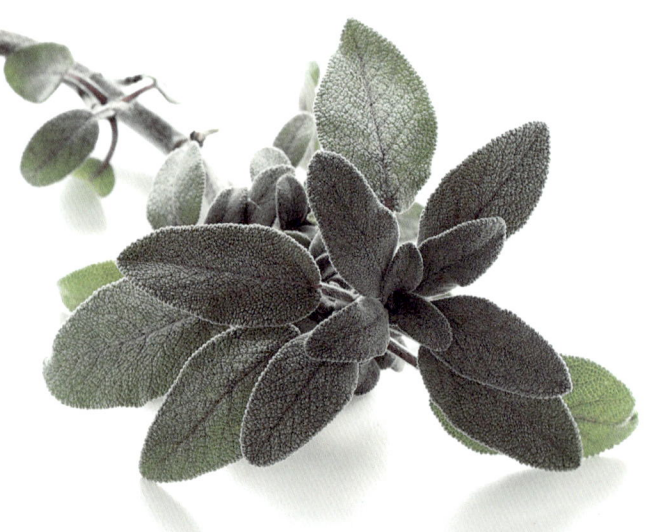

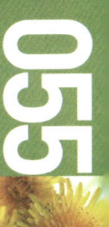

민들레

뿌리와 잎, 꽃 모든 부분에 치료 성분이 들어 있는 믿을 만한 민간요법제로, 가장 자주 처방되는 허브다.

민들레 잎은 강력한 이뇨제로, 방광염과 부종에 효과가 있다. 뿌리는 간과 신장에서 독을 제거하는 활동을 돕는 혈액 정화제 역할을 한다. 잎과 뿌리는 고혈압과 약한 심장에 효과적인 만니톨(mannitol)을 생성한다. 담즙 분비를 촉진하여 간경화와 여러 가지 간 질환을 막아 주는 효과도 있다. 비타민과 철분이 풍부하여 빈혈을 치료하는 데도 유용하다.

효능 및 작용
- 이뇨 작용
- 혈액 정화
- 간 치료
- 담즙 분비 촉진
- 철분 풍부

사용 부위
- 전체

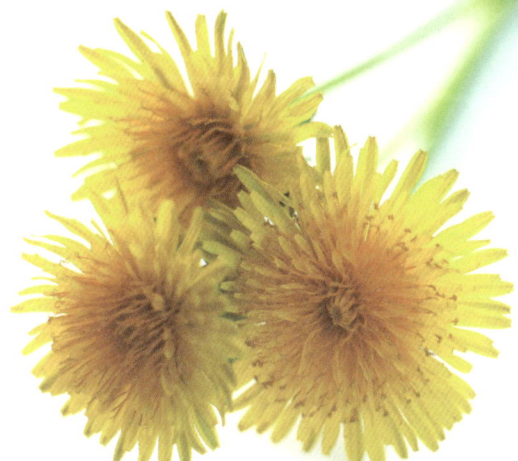

민들레 강장주

민들레꽃 60g(1컵)
화이트 와인 1L(4컵)
꿀

절구나 분쇄기에 민들레꽃을 갈아서 밀폐 용기에 담는다. 여기에 화이트 와인을 붓고 밀봉하여 1개월간 보관했다가 꽃을 걸러낸다. 기호에 따라 꿀을 첨가하여 달콤하게 마실 수 있다. 하루 1컵씩 마신다.

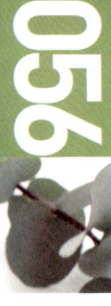

유칼립투스

효능 및 작용
- 거담 작용
- 진정 작용
- 방부제
- 마취 효과

※ 단, 간 질환이나 소화기계 질환을 앓고 있는 사람은 이용하지 말 것.

사용 부위
- 잎

거담 효과가 뛰어나며, 호흡기 증상을 치료하는 데 좋은 천연 민간요법제다.

폐렴에 효과적인 허브로, 점막을 진정시키고 콧속을 깨끗하게 한다. 살균 기능이 있어서 감기나 인플루엔자, 목 통증에도 효과가 있다. 정유 성분은 벌레에 물렸을 때 바르면 효과가 있다. 폐나 코에 사용하면 마취 효과를 낸다. 류머티즘성 관절염으로 인한 뻣뻣함을 풀어 주고, 박테리아성 피부 감염에도 효과를 발휘한다.

충혈 완화제(감기와 코 막힘에 효과적인)

유칼립투스 정유 6방울
바셀린 50g
말린 라벤더 1큰술
캠퍼* 정유 4방울
모슬린 천

냄비에 그릇을 넣고 그 속에 바셀린을 넣어 녹인 뒤 라벤더를 넣고 30분간 젓는다. 모슬린 천에 바셀린을 발라 잠시 동안 그대로 두어 약간 차갑게 한다. 캠퍼 정유를 첨가한 뒤 용기에 부어 굳힌다. 증상에 따라서 폐나 목, 등에 바른다.

*캠퍼(camphor) : 침투성이 있고 곰팡이 냄새가 다소 나는 방향성 유기 화합물.

유칼립투스 · 알로에 베라

알로에 베라

백합과에 속하며, 수액을 제공하고 염증 제거 및 치료 효과가 있다.

일반적으로 화상과 상처, 피부 염증을 치료하는 데 많이 이용된다. 주스로 이용하면 대장염이나 위궤양, 신장 결석, 변비 등의 증상에 효과를 볼 수 있다. 영양분이 풍부해서 전통적으로 혈당 지수를 안정시키는 데서 숙취 해소에는 이르기까지 다양한 질환을 치료하는 데 이용해 왔다. 최근에는 항암 효과가 있다는 사실도 알려지고 있다.

효능 및 작용
- 피부 질환 진정
- 소화 장애 치료
- 항암 작용

사용 부위
- 수액과 잎

고대 이집트인들 덕분에 알로에가 약용 식물로 알려지게 되었다.

알로에 주스
(위장 장애 개선에 좋은)

알로에 잎 5개
모슬린 천

알로에를 주서에 넣어 곱게 간다. 모슬린 천에 알로에를 걸러 주스를 낸다. 증상이 나타나는 동안 마신다.

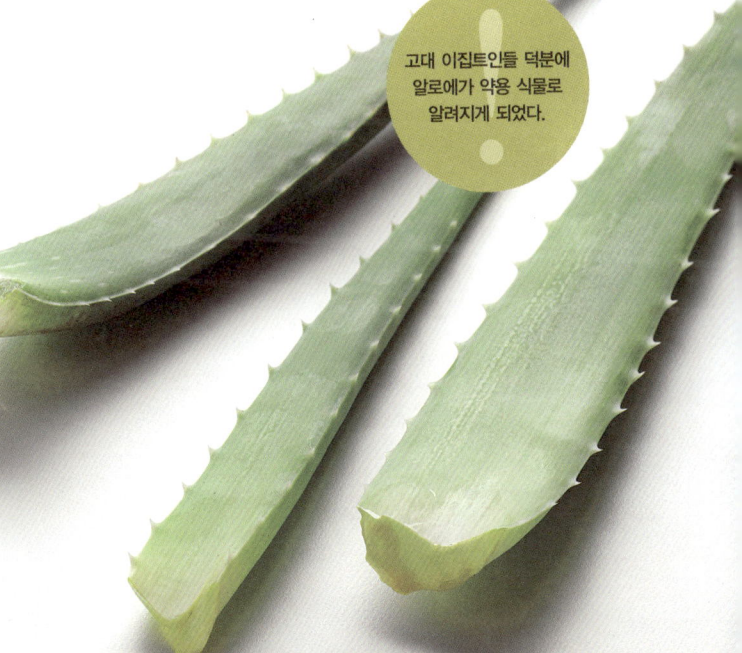

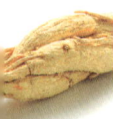

인삼

5천 년 전 중국 산간 지방에서 발견된 유용한 영양 강장제이자 흥분제로, 한국에서 생산된 것이 특히 효과가 뛰어나다.

에너지와 활력을 증가시켜 주는 효능으로 잘 알려져 있으며, 인체 대사를 높이고 세포에서 영양과 산소의 이용을 증대시킨다. 심박수를 느리게 하고, 심장이 필요로 하는 산소 요구량을 감소시킨다. 그래서 근심이나 스트레스 등의 신경계 질환을 예방하는 효과가 있다. 인삼을 매일 복용한 결과 인지 능력이 개선되었다고 하는 연구 결과도 있다. 위와 소화 장애를 개선하고 저혈당을 치료하며, 수명을 연장하는 데도 도움을 준다.

효능 및 작용
- 기력 증강
- 신경 질환 예방
- 소화 장애 치료
- 최음제

사용 부위
- 뿌리

인삼 수프

당근 2개 썬 것
셀러리 2줄기 다진 것
감자 2개 껍질을 벗겨 다진 것
양파 1개 다진 것
올리브유 1큰술
말린 인삼 뿌리 4g
소금 1/2작은술
통후추 1/2작은술
물 2L(8컵)

커다란 냄비에 기름을 두르고 5~6분간 채소를 익힌 뒤 다른 재료를 첨가한다. 2시간 정도 가열한다. 틈틈이 위에 뜬 거품을 제거한다. 가열한 재료를 믹서에 넣고 갈아서 간을 맞춘다.

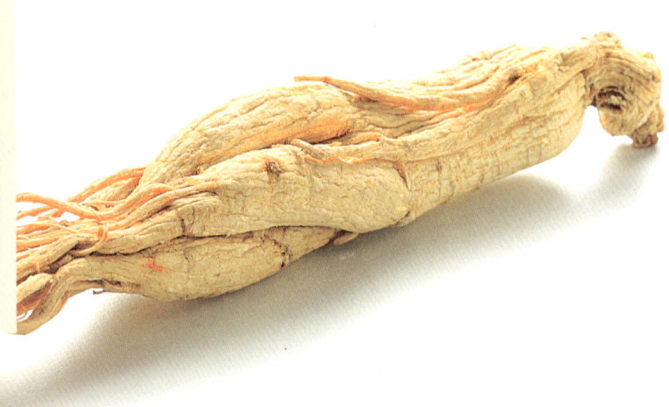

인삼·마늘 73

059

마늘

파과에 속하며, 아시아에서 유래했다. 요리에 많이 이용되며, 몸의 여러 기관을 치료하는 오래된 민간요법제다.

마늘은 항바이러스·항박테리아·항균·항진균 효과가 있어서 감기나 인플루엔자, 목 통증을 예방하고 치료하는 효과가 뛰어나다. 방광염과 신장염, 귀 감염 및 효모와 기생충 감염에도 효과를 발휘한다. 동맥경화와 높은 콜레스테롤 수치를 조절해 주며, 종양이 성장하는 것을 억제하고 혈당을 낮춘다. 생것으로 먹을 때 나오는 알리신(allicin)은 항생제로 작용한다. 소화를 촉진하고 음식의 흡수율을 높이는 효과도 있다.

효능 및 작용
- 감기에 효과
- 항균 작용
- 항암 작용
- 항생제 효과

사용 부위
- 구근

마늘 시럽 (감기 치료에 좋은)

통마늘 1개
물 250ml(1컵)
레몬 1/2개 분량의 레몬즙
꿀 2큰술

소스용 냄비에 찧은 마늘과 물을 함께 넣고 10분간 끓인다. 레몬즙과 꿀을 넣고 2~3분 정도 더 끓인다. 식으면 걸러서 검은색 유리병에 넣는다. 하루 3회 2~3큰술씩 복용한다. 냉장고에 2~3주간 보관할 수 있다.

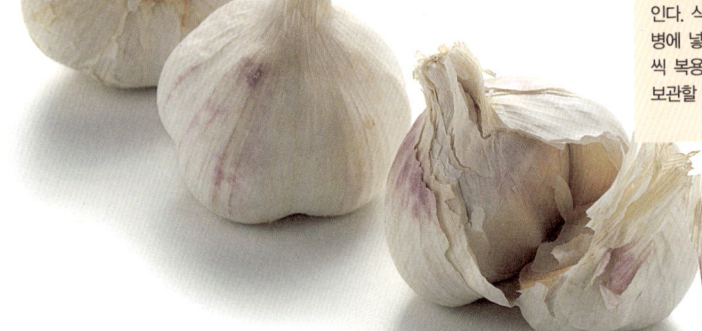
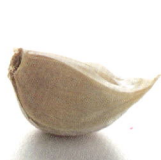

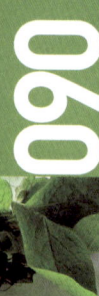

컴프리

효능 및 작용
- 조직, 뼈, 연골 치료
- 피부병 치료

※ 경고 : 컴프리를 내복약으로 사용하거나 상처 부위에 직접 바르지 말 것

사용 부위
- 잎과 뿌리

보리지과의 식물로, 영국과 러시아가 원산지이며 응급 치료에 유용하다.

기원 전 400년경부터 경작해 온 유명한 치료 식물 가운데 하나다. 그리스, 로마인들에 의해 이용법이 알려졌으며, 'knitbone'이라는 전통 이름에서도 알 수 있듯이 조직과 뼈, 연골을 치료하는 효과가 뛰어나다.

컴프리의 유명한 치료 능력은 알란토인(allantoin)이라는 화합물 덕분으로, 세포 증식을 촉진하고 인대와 뼈를 단단하게 밀착시켜 주는 효과가 있다.

또한 알란토인은 피부를 통해 쉽게 흡수되기 때문에 컴프리를 국소적으로 이용하면 치료 효과를 볼 수 있다. 종기가 나거나 골절되었을 때도 컴프리를 이용하면 효과적이다. 삐거나 타박상을 입거나 마름버짐 또는 습진, 정맥

컴프리 연고 (타박상 치료에 좋은)

바셀린 또는 파라핀 왁스 200g(1/3컵)
거칠게 다진 컴프리 잎 30g(1/2컵)
모슬린 천

소스용 냄비에 물을 끓인다. 바셀린이나 왁스는 내열 용기에 담아 둔다. 내열 용기를 물냄비 위에 얹는다. 물이 끓으면 불을 줄인다. 바셀린이나 왁스에 다진 잎을 첨가하여 1시간 정도 끓인다. 다 끓인 것을 모슬린 천에 걸러 즉시 유리병에 넣어 굳힌다. 필요할 때마다 연고처럼 사용한다.

류를 포함한 여러 가지 피부 증상을 치료하는 데도 좋다.

전통적으로 컴프리는 '타박상 풀'로 알려져 있다. 미국에서 행해진 최근의 연구 보고에 의하면 혈관에서 빠져나온 적혈구를 분해하는 효능이 있다고 한다. 흉터를 치료하는 데도 효과적이다. 하지만 간에 좋지 않은 피롤리지딘 알칼로이드류(pyrrolizidine alkaloids)라는 성분 때문에 컴프리 섭취에 대한 안정성 논란이 남아 있다.

> 컴프리는 새로운 조직을 형성하는 데 놀라울 만큼 효과가 뛰어나다.

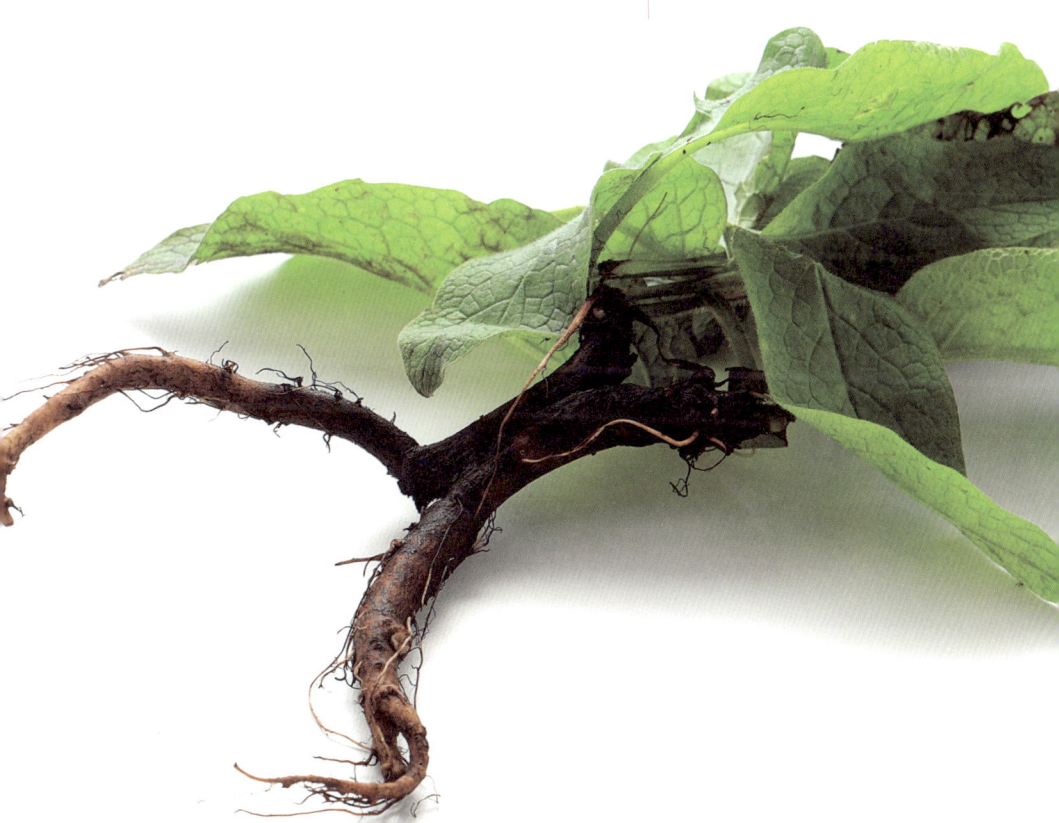

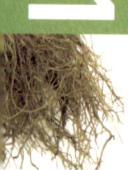

승마(블랙코호쉬)

폐경기와 관련된 여성의 갱년기 증상을 치료하는 데 오랫동안 이용해 온 민간요법제다.

승마는 여성 호르몬 효과를 가지고 있어서 뇌하수체 황체형성 호르몬의 수치를 감소시켜 준다. 이는 월경 장애와 폐경기에 나타나는 안면 홍조를 경감시키는 데 유용하다. 소염 작용을 할 뿐만 아니라 류머티즘과 관절염에도 효과를 발휘한다. 거담 작용을 하여 천식이나 기관지염을 완화하고, 진정 효과가 있어서 신경 증상을 치료해 준다.

효능 및 작용
- 여성 호르몬 작용
- 월경 장애 감소
- 류머티즘과 관절염에 효과
- 신경계 진정

사용 부위
- 뿌리

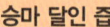

승마 달인 즙

승마 말린 것 20g(1/8컵) 또는 뿌리 자른 것 40g(1/4컵)
물 750ml(3컵)

소스용 냄비에 뿌리와 물을 넣고 물이 500ml 정도로 줄어들 때까지 20~30분간 끓인다. 체를 이용하여 걸러낸 뒤 뜨겁거나 차갑게 하여 하루 3~4회 50ml를 섭취한다. 뚜껑을 덮어 냉장고에 48시간 이상 보관한다.

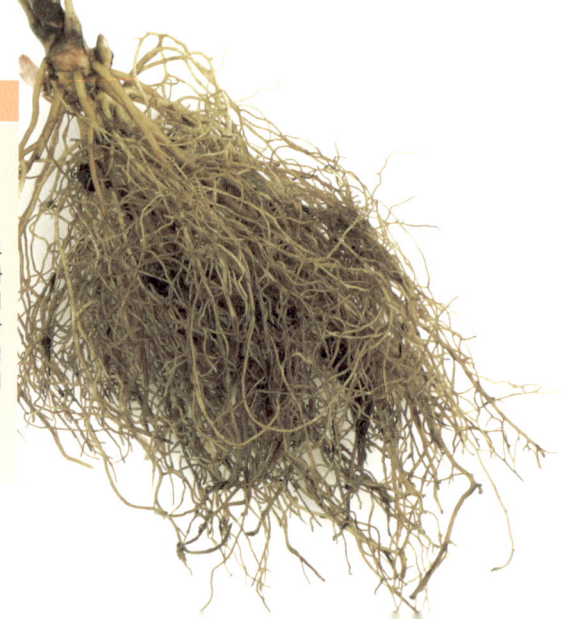

느릅나무

아메리카 원주민들은 느릅나무의 치료 효능을 처음으로 알고 껍질을 가루로 만들어 오래 전부터 이용해 왔다.

느릅나무의 점질은 위벽을 진정시키고, 과민성 대장 증후군이나 크론병, 대장염 등의 소화 장애를 개선해 준다. 그래서 느릅나무로 죽을 만들어 먹으면 산통에 큰 효과를 볼 수 있다. 목의 통증을 진정시켜 주므로 국소적으로 이용할 경우 염증을 완화하고 피부를 연하게 한다. 상처를 진정시킬 뿐만 아니라 화상이나 가려움증, 민감한 피부에 효과를 발휘한다.

효능 및 작용
- 점질성
- 소화 기관 진정
- 산통 완화
- 피부 연화

사용 부위
- 껍질

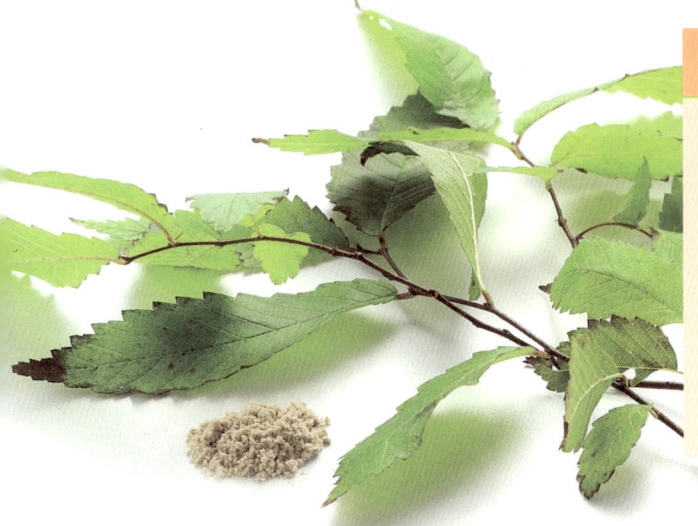

느릅나무 수프
(목과 위에 효과적인)

느릅나무 가루 1작은술
설탕 1작은술
끓인 물 455ml(2컵)
계피 또는 생강(맛내기용)

느릅나무 가루와 설탕, 물을 넣어 잘 섞는다. 맛을 내기 위해 계피나 생강을 첨가한다. 증상이 나타날 때마다 마신다. 크림 같은 질감을 원한다면 물 대신 우유를 첨가하면 된다.

화란국화

효능 및 작용
- 편두통 치료
- 부인병 치료
- 해열

사용 부위
- 잎

일반적으로 편두통을 치료하는 데 많이 이용된다.

아직 정확히 밝혀지지는 않았지만 화란국화에서 발견된 파테놀리드(parthenolide)라는 성분이 편두통을 일으키는 호르몬의 방출을 억제해 주는 것으로 추측된다. 부인병에 효과가 좋아 자궁을 자극하여 월경을 유도하고, 완화제와 진통제로 작용하여 주기적인 통증을 완화해 준다. 열을 내려 주는 효과도 있어 전통적으로 폐경기에 나타나는 안면 홍조를 치료하는 데 이용되어 왔다.

화란국화 팅크

말린 화란국화 200g(13컵) 또는
뿌리 자른 것 300g(19.5컵)
알코올 1L(4컵)
모슬린 천

커다란 유리병에 허브와 알코올을 넣는다. 뚜껑을 덮고 잘 흔들어 서늘하고 건조한 곳에 10~14일간 보관한다. 모슬린 천에 재료를 걸러 용액만 검은 유리병에 담아 뚜껑을 닫는다. 물에 5방울씩 첨가하여 하루 3회 마신다.

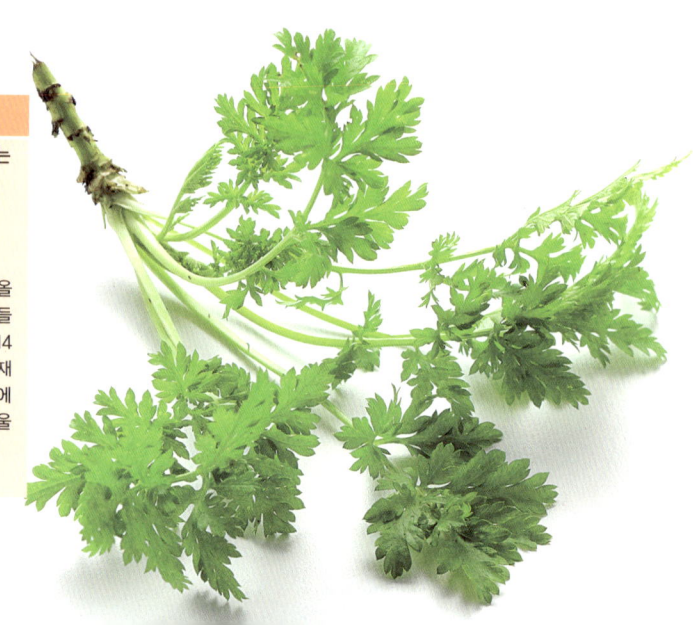

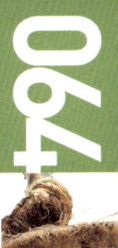

고추냉이(와사비)

전통적으로 구운 육류를 먹은 뒤 소화를 돕기 위한 조미료로 이용되었다.

일반적인 소화 촉진제로 작용하여 위액 분비를 촉진한다. 천연 실리그린(siligrin)이 들어 있어 강력한 항박테리아·항생제·항암 효과를 발휘한다. 탁월한 이뇨제로 작용할 뿐만 아니라 발한 작용을 촉진한다. 열이나 감기 증상이 있을 때 이용해도 효과를 볼 수 있다. 거담 효과가 있어서 콧병 등의 호흡기 질환을 치료한다. 항경련 작용을 하고 혈액 순환을 자극하며, 관절염과 통풍, 류머티즘에도 효과적이다.

효능 및 작용
- 항생제
- 항암 작용
- 이뇨제
- 콧병 치료
- 항경련제

사용 부위
- 뿌리

고추냉이차

껍질을 제거하여 강판에 간
고추냉이 뿌리 1작은술
물 250ml(1컵)
꿀 1작은술(맛내기용)

소스용 냄비에 물을 넣고 끓이다가 물이 끓으면 고추냉이 뿌리를 넣는다. 불을 줄여 2분간 끓여 걸러낸다. 컵에 차를 따르고 기호에 따라 꿀을 첨가하여 마신다.

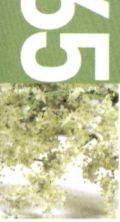

엘더플라워

효능 및 작용
- 면역 자극제
- 발한제
- 이뇨제
- 호흡기 질환 치료

사용 부위
- 꽃과 열매

꽃과 열매 모두 의약적 효능이 있어서 오래 전부터 '천연 구급함'으로 알려져 있다.

면역 자극제로 유명한 허브로, 기침과 감기 치료에 효능이 있다. 발한 작용을 유도하는 기능이 있어서 열을 내리는 데 유용하게 쓰인다. 이뇨 효과도 있는데, 특히 꽃 끝부분은 노폐물을 제거하고 관절염을 치료하는 데 유용하다. 코와 목의 점액선을 조절하여 천식이나 기관지염, 부비강염, 알레르기성 비염 같은 증상을 완화해 주기도 한다. 소염 작용을 하고 거친 피부를 진정시켜 주는 우르솔산(ursolic acic) 성분도 들어 있다.

엘더플라워 고약

엘더플라워 말린 것 30g 또는 신선한 것 끝부분 75g
유상 왁스 150g
글리세린 70g
물 80ml(1/3컵)

끓는 물이 담긴 냄비에 유리 그릇을 넣어 왁스를 중탕한다. 글리세린과 물, 허브를 넣고 잘 저어 가며 3시간 동안 끓인다. 모슬린 천에 걸러 식을 때까지 저어서 굳힌다. 뚜껑 있는 유리병에 옮겨 하루 3회 필요한 부분에 바른다. 3개월 동안 냉장고에 보관한다.

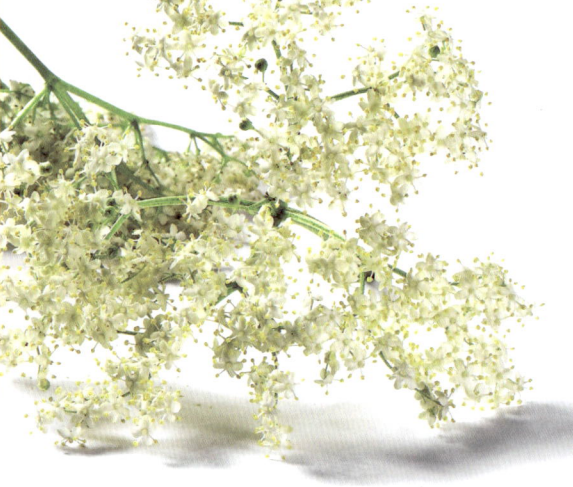

엘더플라워 · 타임

타임

향이 자극적이며, 오랫동안 치료제로 이용되어 왔다. 지금도 가장 많이 이용되는 허브다.

타임은 신경 강장제로 작용하여 스트레스를 풀어 주고 기분을 고조시킨다. 강력한 방부제·항박테리아·항바이러스 효과를 가지고 있으며, 천식이나 기침, 감기 등의 호흡기 질환과 알레르기 반응을 치료하는 데도 이용된다. 국소적인 부분에 작용하여 마취제 역할을 하므로 편도선염에도 유용하다. 국소적으로 사용하면 근육통뿐만 아니라 상처 치료에도 효과를 볼 수 있다. 손톱 진균이나 무좀, 효모 감염을 치료하는 강력한 항진균 효과도 있다.

효능 및 작용
- 신경 강장제
- 호흡기 질환 치료
- 마취제 유사 효과
- 항진균 효과

사용 부위
- 잎

타임 기침 물약
(호흡기 질환 치료에 좋은)

신선한 타임 잎 25g
보리지 꽃과 잎 25g
작은 계피 조각 2개
물 455ml(2컵)
레몬 1개 분량의 레몬즙
꿀 100g

물이 담긴 소스용 냄비에 허브와 계피를 넣고 20분간 끓인다. 액체를 걸러서 다시 한번 냄비에 넣고 절반으로 줄어들 때까지 끓인다. 레몬즙과 꿀을 넣어 5분간 더 끓인다. 기호에 따라 1작은술씩 첨가하여 마신다.

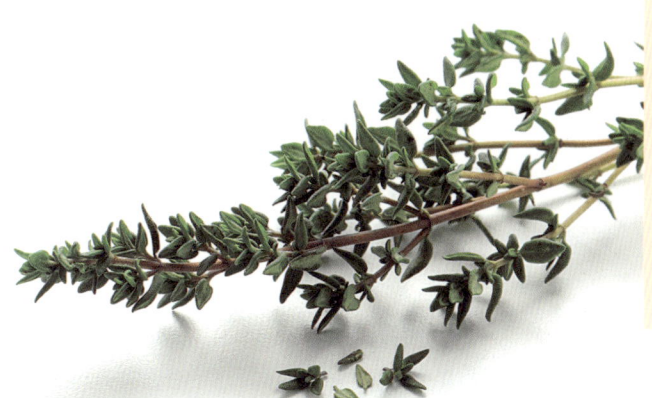

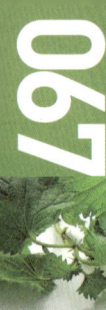

쐐기풀

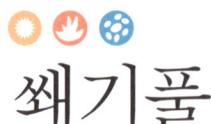

효능 및 작용
- 영양 공급
- 철분 풍부
- 클로로필 풍부

사용 부위
- 잎

모든 신체 기관, 그중에서도 특히 부신과 신장에 좋다. 류머티즘에 오래된 민간요법제로도 이용되어 왔다.

철분이 풍부한 쐐기풀은 빈혈과 같은 혈액 질환에 좋은 강장제다. 잎에는 클로로필(chlorophyll)이 풍부하여 호르몬계에 작용하고, 뿌리에는 비타민C가 풍부하여 면역력을 증강시킨다. 알레르기성 비염을 완화하는 데도 이용되며, 류머티즘으로 인한 염증을 경감시켜 주는 효과도 있다. 임산부와 수유부를 위한 영양 강장제이기도 하다.

쐐기풀 강장차

저민 쐐기풀 잎 40~50g
물 1L(4컵)

소스용 냄비에 물을 넣고 쐐기풀을 넣어 약한 불에 5~10분 정도 끓인다. 차를 걸러서 하루 3회 식사 전에 1컵씩 마신다.

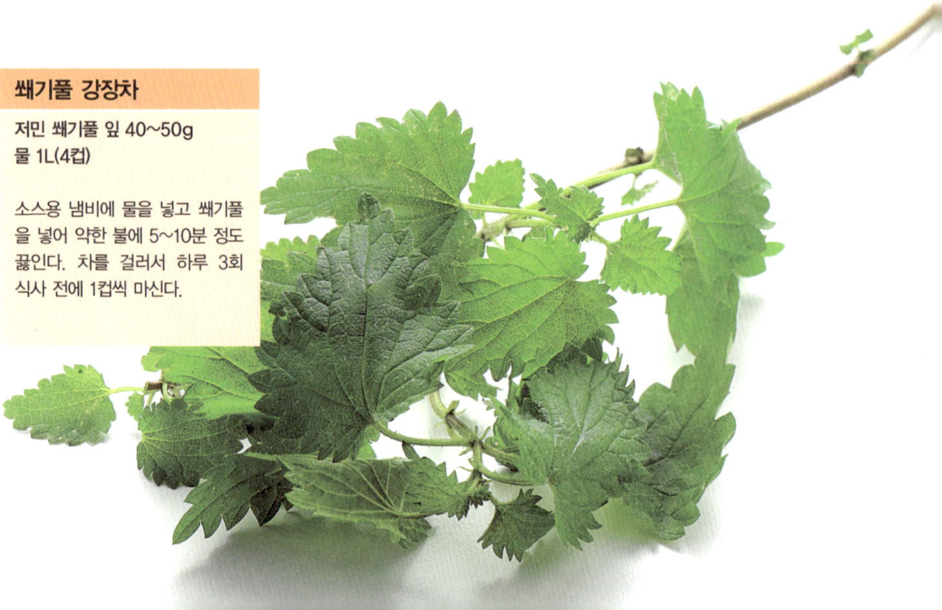

산사나무

장미과에 속하며, 100여 년 전부터 의약적 효능을 가진 허브로 주목받았다. 심장에 좋은 효과가 있다.

혈관 확장 효과를 가지고 있어서 고혈압이나 협심증 등에 훌륭한 민간요법제로 이용된다. 미주 신경에 작용하여 심장 부정맥을 치료하고, 뇌의 혈액 순환을 증가시켜 기억력을 개선한다. 알레르기에 의한 염증을 줄여 주는 효과도 있다. 소화 기관을 진정시켜 장의 통증을 풀어 준다.

효능 및 작용
- 혈관 확장
- 기억력 개선
- 소화관 진정
- 신경 증상 치료

사용 부위
- 꽃과 열매

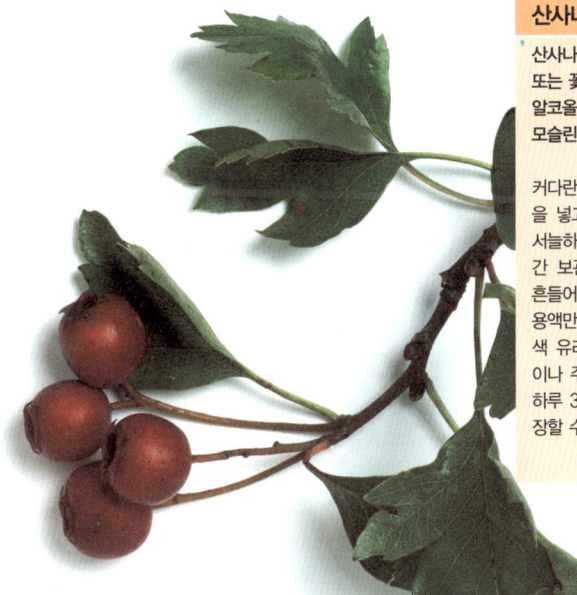

산사나무 심장 팅크

산사나무 말린 것 200g(1컵)
또는 꽃과 열매 300g(1.5컵)
알코올 1L(4컵)
모슬린천

커다란 유리병에 허브와 알코올을 넣고 뚜껑을 닫아 잘 흔들어 서늘하고 건조한 곳에 10~14일간 보관한다. 1~2일에 한 번씩 흔들어 준다. 모슬린 천 조각에 용액만 걸러내어 뚜껑 있는 검은색 유리병에 담는다. 25ml의 물이나 주스에 1작은술씩 첨가하여 하루 3회 섭취한다. 2년 이상 저장할 수 있다.

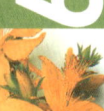

세인트존스워트

효능 및 작용
- 항우울
- 감기에 대항
- 신경계 치료
- 수렴 작용

사용 부위
- 꽃

역사적으로 여러 가지 질병을 치료하는 데 이용되어 왔으며, 온화한 우울증 치료제로 널리 알려져 있다.

세인트존스워트는 기분을 쾌활하게 만들어 줄 뿐만 아니라 식욕을 억제하고 우울증과 근심, 피로를 풀어 준다. 강력한 항바이러스제로, 감기나 단순 포진, 간염에 대항하는 효과도 있다. 전통적으로 신경통이나 좌골 신경통 같은 신경계 질환에 이용되어 왔다. 수렴·이뇨 효과가 있어서 염증 질환, 그중에서도 특히 요로 감염을 치료하는 데 효과가 좋다.

세인트존스워트 유액
(피부 염증에 효과적인)

세인트존스워트 한 줌 신선한 것
또는 말린 것
올리브유 500ml(2컵)

마개가 있는 유리 그릇이나 큰 유리병에 허브를 넣고 올리브유를 붓는다. 꽃을 제거한 샐러드에 기름을 뿌리고 기름이 모두 흡수될 때까지 그대로 둔다.

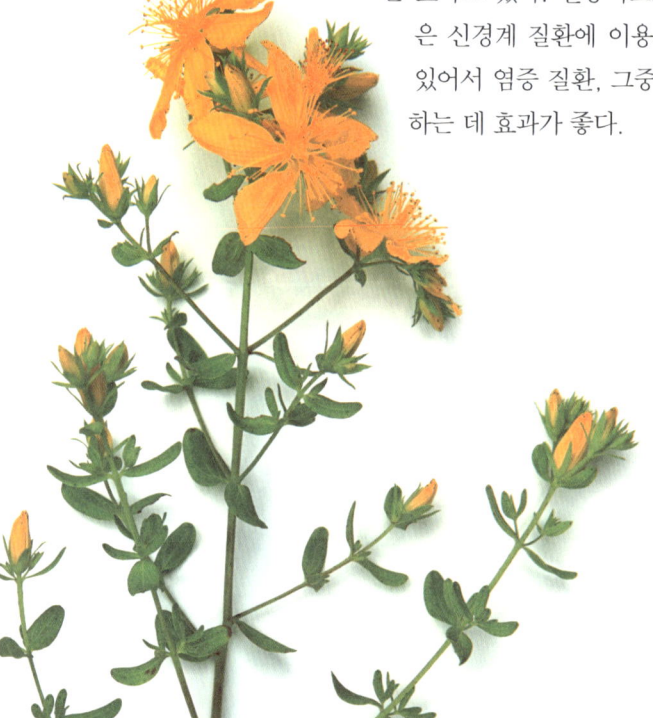

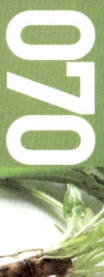

세인트존스워트 · 치커리

치커리

정화 작용을 하고 해독 효과가 뛰어난 야생 치커리는 민간요법에서 봄 강장제로 명성이 높다.

샐러드에 많이 이용되는 치커리 잎은 효과적인 간 자극제다. 담즙 분비를 촉진하는 놀라운 효과가 있어서 황달을 치료하고 해독을 돕는다. 신장에도 유익한 작용을 하며, 요로 감염과 피부병, 관절염, 류머티즘성 관절염, 통풍을 치료한다. 소염 작용을 하여 위병을 진정시켜 준다.

효능 및 작용
- 간 자극제
- 피부병 완화
- 관절염 완화
- 위병 진정

사용 부위
- 뿌리와 잎

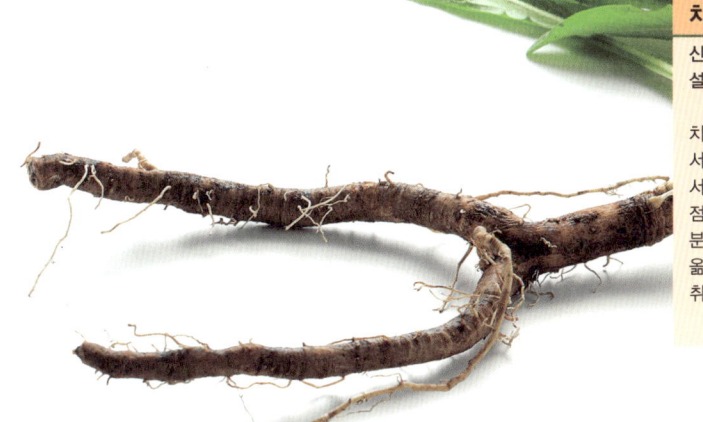

치커리 청정 시럽

신선한 치커리 뿌리 1kg(6컵)
설탕 500g(2.5컵)

치커리 뿌리를 깨끗이 씻어서 주서에 돌린다. 소스용 냄비에 주서에 돌린 치커리와 설탕을 넣고 점성을 띨 때까지 약한 불에 20분간 끓인다. 밀봉 가능한 병에 옮겨 하루 1~3회 1작은술씩 섭취한다.

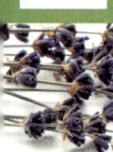

라벤더

봄 정원을 향기로 물들이는 아름다운 허브로, 신경계 질환을 치료하는 데 이용해 온 대중적인 식물이다.

라벤더는 강장제이자 진정제로, 근심과 두통, 불면증, 스트레스 등을 해소하는 효과가 있다. 항박테리아 효과와 방부제의 성질을 가지고 있어서 여드름이나 습진, 효모 감염에도 유용하다. 항히스타민 효과가 있어서 라벤더 정유 증기를 흡입하면 기관지염을 치료하는 데 효과를 볼 수 있다. 라벤더의 프로스타글란딘(prostaglandin) 억제 효과는 화상으로 인한 통증과 벌레에 물린 상처를 경감시켜 준다. 항경련제로 작용하며, 이뇨 효과도 가지고 있다.

효능 및 작용
- 진정 작용
- 근심과 불면증 치료
- 항히스타민 작용

사용 부위
- 전체

라벤더 압박 붕대

말린 라벤더 15g(1컵) 또는 신선한 것 30g(1/2컵)
보드카 250ml(1컵)
물 50ml(1/4컵)
종이 타월
사각 목면천

커다란 유리병에 보드카와 물을 넣은 뒤 허브를 넣고 뚜껑을 덮어 서늘하고 어두운 곳에 7~10일간 보관한다. 종이 타월을 입구에 대고 라벤더를 걸러낸다. 걸러낸 액을 천에 적셔 환부에 직접 댄다. 팅크에 목면 솜을 적셔 도포제로 만들어 피부에 발라 가볍게 두드린다.

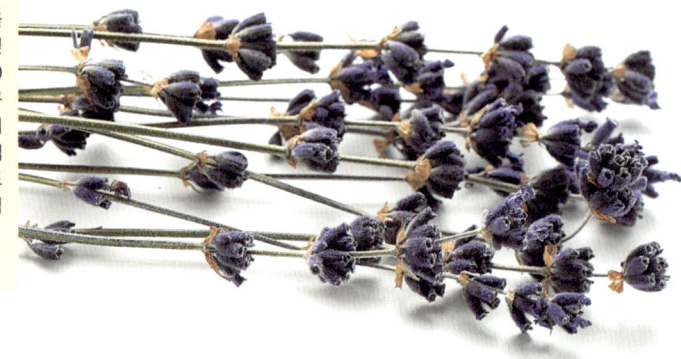

라벤더 · 캐모마일 87

캐모마일

영국인들이 생각하는 '마력적인 허브 9가지' 가운데 하나로, 아주 오래 전부터 이용되어 왔다.

효능 및 작용
- 구풍제
- 진정 작용
- 항히스타민 효과
- 항경련 작용
- 어린이 증상에 효과

사용 부위
- 전체

캐모마일은 신경 진정 효과가 가장 널리 알려져 있다. 주의력 결핍 장애 및 과잉 행동 장애 증상(ADHD)과 근심, 불면증을 치료하는 데 이용된다. 항히스타민 특성이 있어서 알레르기 증상을 완화하고, 소염 · 항경련 효과가 있어서 생리 전 증후군(PMS)이나 습진 등의 피부병과 과민성 대장 증후군 같은 소화 장애를 치료해 준다. 복통이나 치통 등을 포함한 어린이 증상에도 훌륭한 치료제로 이용된다.

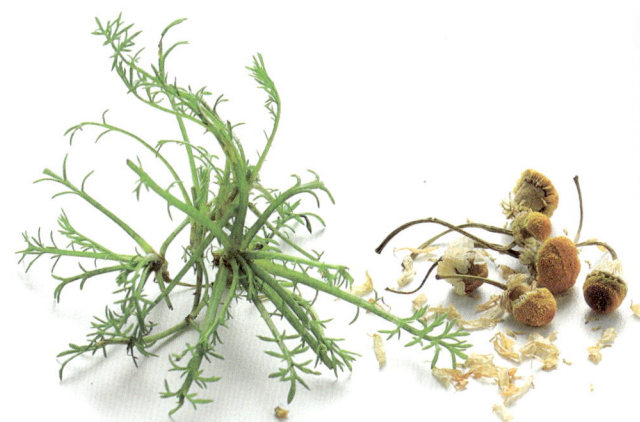

캐모마일 흡입제

자른 캐모마일 잎 1/2작은술
정제수 250ml(1컵)

소스용 냄비에 허브와 물을 넣고 30분간 끓인다. 물과 허브를 커다란 그릇에 넣은 다음 물에서 안전한 거리만큼 떨어져 얼굴을 댄다. 머리와 그릇은 타월로 덮은 뒤 약 30초간 유지한다.

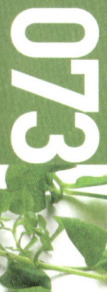

칙위드(별꽃)

효능 및 작용
- 완하제
- 열 식힘
- 피부 진정

사용 부위
- 전체

칙위드에 들어 있는 활성 성분은 널리 알려져 있지 않지만 좋은 평가를 받고 있다.

완하제로 작용하며, 열을 식혀 주는 효능이 있어서 습진이나 발진, 수두 등의 증상을 치료하는 데 이용된다. 습포로 이용하면 결막염과 귀에 생긴 감염을 치료할 수 있다. 중국에서는 전통적으로 천식이나 소화 불량, 코피, 류머티즘에 이르기까지 다양한 병을 치료하는 데 칙위드를 이용했다.

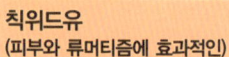

칙위드유
(피부와 류머티즘에 효과적인)

신선한 칙위드 375g(6컵)
해바라기유 225ml(1컵)

끓는 물이 들어 있는 소스용 냄비에 해바라기유를 담은 그릇을 올린다. 여기에 칙위드를 넣은 뒤 2시간 정도 천천히 끓인다. 필요하면 물을 더 붓는다. 병에 기름을 따라 피부에 직접 바른다. 따뜻한 목욕물에 1큰술씩 넣어 이용해도 된다.

> 고대 그리스에서는 귀와 눈을 치료하는 데 칙위드를 이용하였다.

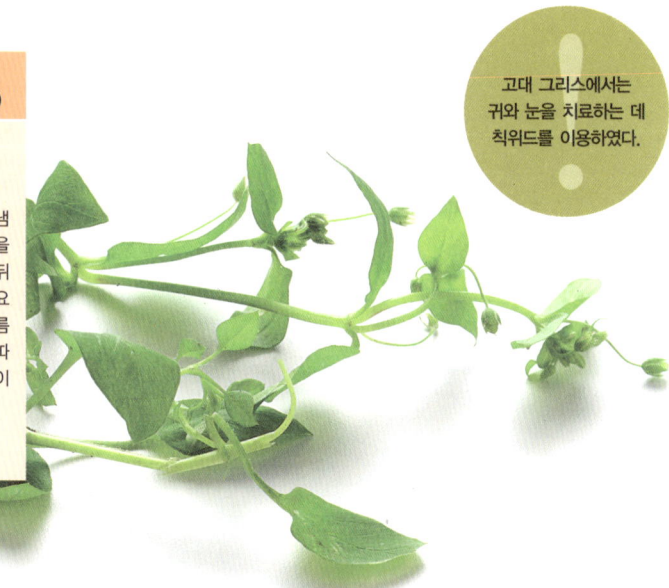

티트리

호주가 원산지로 정향과에 속하며, 가장 효과적인 천연 방부제 가운데 하나다.

항박테리아・항진균 작용과 함께 방부 효과로 유명한 티트리는 진균과 버짐, 벌레 물림, 잇몸 질환, 여드름, 무좀, 효모 감염과 같은 피부병을 비롯한 다양한 질환에 효과적이다. 잇몸 질환에 효과가 뛰어나 양치제로도 효과가 좋다. 목 통증을 완화하는 가글제로도 이용할 수 있다. 기침이나 감기에 민간요법제로 유용하다.

효능 및 작용
- 항진균 작용
- 방부제
- 피부 감염 치료
- 구강 감염에 이용

사용 부위
- 잎

티트리 피부약

말린 티트리 잎 1작은술 또는
신선한 것 2작은술
끓인 물 250ml(1컵)

물에 허브를 넣어 5~10분간 그대로 두었다가 그릇에 따른다. 용액을 식혀서 피부에 문지르거나 환부를 씻는다. 필요할 때마다 반복한다.

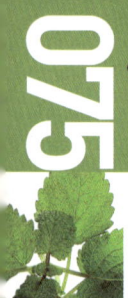

레몬밤

감귤류의 향을 가지고 있으며, 의약품과 요리 재료, 향료 등으로 다양하게 쓰인다.

진정 효과가 있어서 전통적으로 월경 장애와 두통, 상처 치료, 소화, 불면증 예방, 신경 진정 등의 증상을 치료하는 데 이용되어 왔다. 간과 쓸개를 자극하여 소화와 흡수를 돕고, 구역질이나 대장염, 복통, 과민성 대장 증후군 등을 경감시키는 데 특효가 있다. 항박테리아·항바이러스 작용을 하고 점액을 감소시켜 주므로 어린이의 기침과 감기에 효과가 좋다. 국소적으로 사용하면 종기나 타박상, 벌레 물림, 입술 포진 등을 경감시켜 준다.

효능 및 작용
- 진정 작용
- 간과 쓸개 자극
- 소화 증상 치료
- 점액 감소

사용 부위
- 전체

레몬밤 연고 (타박상, 벌레 물림, 동상에 좋은)

말린 것 또는 신선한 레몬밤 한 줌
아몬드 기름 250ml(1컵)
벌꿀 왁스 25g
비타민E 함유 기름
모슬린 천

커다란 유리병에 레몬밤을 넣고 아몬드 기름을 부어 2주간 보관한다. 매일 한 번씩 흔들어 준다. 모슬린 천에 용액을 거른다. 냄비에 벌꿀 왁스를 녹여 걸러낸 아몬드 기름과 섞는다. 불을 끈 뒤 비타민E 함유 기름을 넣고 큰 유리병에 담아 냉장 보관한다. 환부에 바른다.

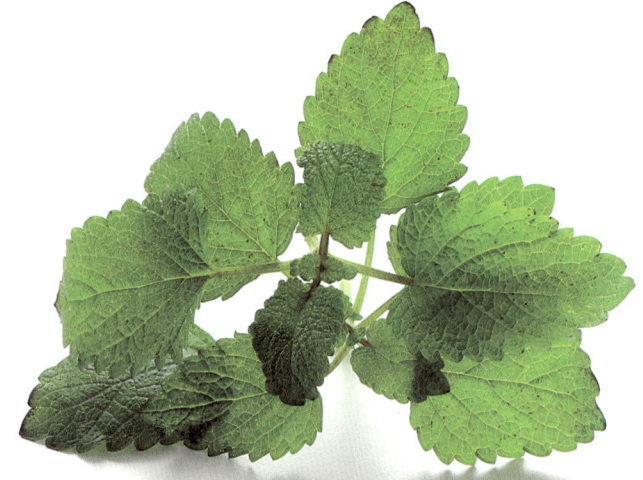

계피(시나몬)

적혈구 과다증을 치료해 주는, 전 세계적으로 가장 중요한 향신료 가운데 하나다.

자극성과 가온력을 가진 계피는 근육통이나 감기, 바이러스 질환뿐만 아니라 구역질이나 구토, 설사와 같은 소화기 증상에 전통적인 민간요법제로 이용되어 왔다. 성질이 따뜻하여 발한 작용을 하고, 열이 나는 동안 체온을 내려 준다. 음식으로 인한 독성과 잇몸에서 피가 나는 증상을 치료하는 데 이용되며, 입 냄새가 날 때 양치질제로 사용할 수도 있다.

효능 및 작용
- 가온성
- 구풍제
- 항경련 작용
- 방부제
- 항바이러스

사용 부위
- 내피와 가지

중세에는 계피를 의학적 용도뿐만 아니라 향미제로도 사용하였다.

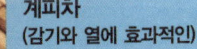

계피차
(감기와 열에 효과적인)

계피 간 것 1작은술 가득
꿀(맛내기용)

컵에 계피 간 것을 넣고 끓인 물을 부어 5분간 우려 걸러낸다. 맛을 내기 위해 꿀을 넣어 달콤하게 한다. 2시간 내에 1~2잔 정도를 마신다.

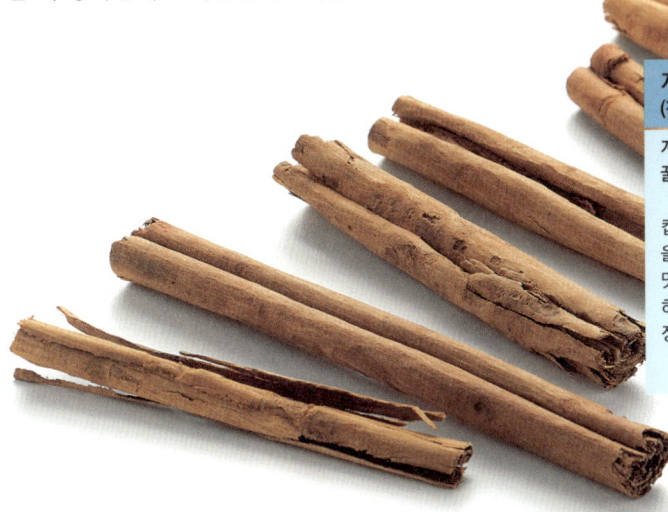

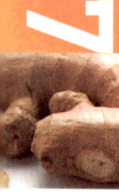

생강

효능 및 작용
- 멀미 해소
- 구풍제
- 순환계 자극
- 면역력 증강
- 기침 억제

사용 부위
- 뿌리

에덴 동산에서 왔을 것이라고 여겨지는 생강은 많은 사람들이 좋아하는 향신료이자 향료다. 가장 효과적인 의약 가운데 하나다.

BC 5천 년 전부터 인도와 중국에서 사용해 왔으며, 모든 열대 지역에서 재배된다. 요리 재료로는 물론 치료를 위한 향신료로도 널리 이용되는데, 이는 자극적이고 매운 향미를 띠는 활성 성분인 진저롤(gingerol) 덕분이다.

생강에 들어 있는 정유는 소화 효소의 분비를 촉진하여 소화계에 작용하는 등 의약적으로 여러 가지 효과가 있다. 소화 불량이나 호흡 질환, 복통에 훌륭한 민간요법제로 이용되며, 위와 장을 건강하게 한다. 배변을 원활하게 하고 입덧을 해소해 주며, 체증과 진균 감염을 포함한 독성을 풀어 준다. 몸에 활력을 주고 면역력을 증강시켜 주

생강 & 레몬 달인 즙 (목 통증 완화에 좋은)

신선한 생강 뿌리 115g
물 500ml
레몬 1개 분량의 레몬즙과 조각
고추 약간

생강을 자른다(껍질째 이용해도 된다). 소스용 냄비에 생강, 물, 레몬 조각, 고추를 넣고 뚜껑을 덮어 20분간 끓인다. 냄비를 불에서 내린 뒤 레몬즙을 첨가하여 증상에 따라 1컵을 마신다. 2~3일 정도 보관한다.

는 효과도 있다.

  몸을 따뜻하게 하고 진정시키는 생강은 감기나 인플루엔자에 민간요법제로 많이 이용된다. 발한 작용을 하고 열을 낮추며, 울혈을 풀어 주고, 담을 제거하고 기침을 줄여 준다. 경련성·소화성 궤양과 알레르기, 천식까지 해소해 주는, 통증과 감염에 유용한 민간요법제라 할 수 있다. 고혈압을 낮추고 순환기를 자극하는 효과도 있다.

> 로마인들은 달콤하고 맛있는 소스를 만들 때 생강을 넣었다.

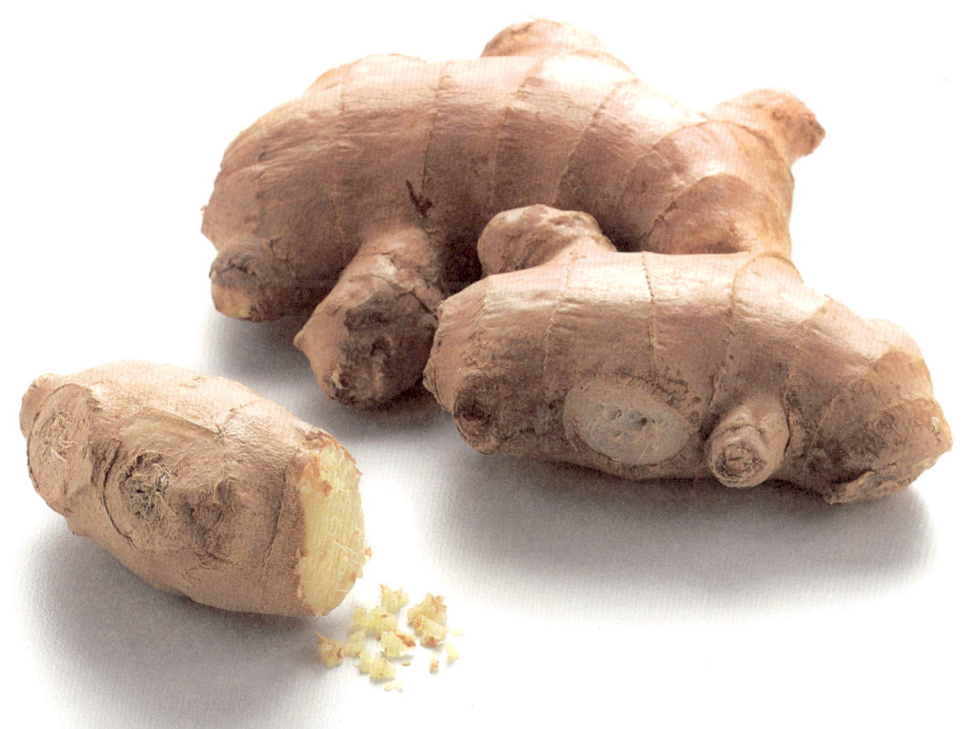

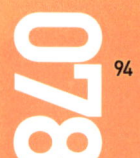

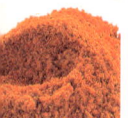

효능 및 작용
- 간 치료
- 담즙 분비 촉진
- 진통 작용
- 항암
- 콜레스테롤 수치 저하

사용 부위
- 뿌리

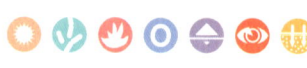

강황

주로 뿌리를 이용하며, 다양한 의학적 성질을 가지고 있다.

강황은 간과 쓸개를 치료하는 데 이용하는 전통 의약품으로, 담석이나 황달, 생리 전 증후군, 피부 질환 등의 다양한 증상에 효과를 발휘하는 유용한 민간요법제다. 소염·진통 효과가 있어서 소화 장애나 관절염, 류머티즘 등의 증상을 치료하는 데 좋다. 또한 강황에는 항산화제가 풍부한데, 그중에서도 커큐민(curcumin)이라는 활성 성분은 항박테리아·항암·항응고 작용을 한다. 콜레스테롤 수치도 낮춰 준다.

강황 습포
(피부 염증에 효과적인)

**신선한 강황 뿌리
가제 붕대**

만능 조리기에 강황을 넣고 돌려 가루로 만든다. 강황 1작은술과 물을 약간 넣어 죽 형태로 만들어 붕대에 감아 환부에 묶는다. 20분간 두었다가 떼어 낸다. 하루 3회 되풀이한다.

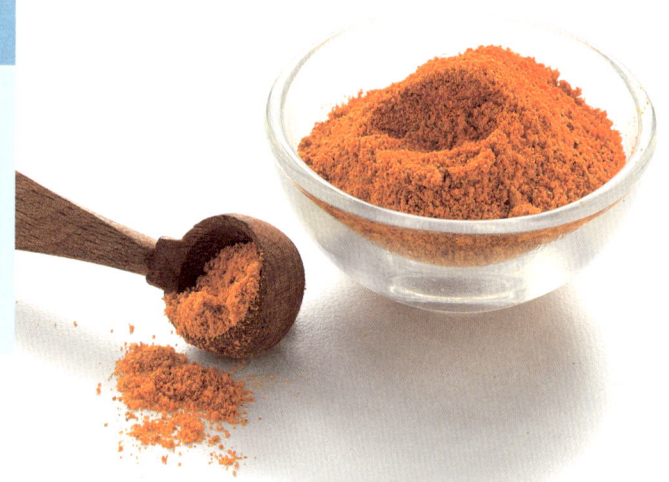

강황 · 카이엔 고추 95

카이엔 고추

매우 매운 맛을 가지고 있으며, 우리가 흔히 보는 고추와는 조금 다른 품종이다.

활성 성분인 캡사이신(capsacin)이 들어 있는 따뜻한 자극제이자 허약한 순환기를 튼튼하게 해 주는 민간요법제다. 피부에 적용하면 캡사이신이 신경 말단을 무디게 하여 감각을 약간 둔하게 하는 효과가 있다. 마름버짐이나 신경통, 두통, 관절염 완화에도 효과가 있다. 가스와 복통을 풀어 주고 대사를 촉진하며, 소화액의 분비를 촉진한다.

'카이엔' 라는 이름은 이름이 같은 프랑스의 도시, 과이아나에서 유래했다.

효능 및 작용
- 자극제
- 순환기 개선
- 가스와 복통 치료
- 대사 촉진

사용 부위
- 신선한 것, 말린 것

카이엔 기름 (피부에 좋은)

잘게 다진 카이엔 고추 100g(4/5컵)
식물성 기름 또는 올리브유 500ml

내열성 그릇에 카이엔과 기름을 넣는다. 커다란 소스용 냄비에 물을 넣어 약한 불에 끓인다. 소스 냄비에 고추와 기름을 넣은 그릇을 올려 2~3시간 정도 두었다가 식힌다. 깔때기를 이용하여 기름을 걸러 검은 병에 따라 놓고 필요할 때마다 피부에 바른다.

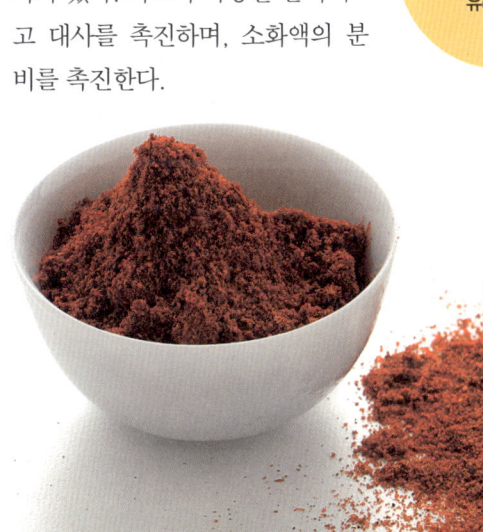

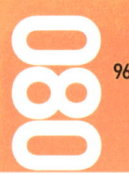

080

효능 및 작용
- 자극제
- 에스트로겐 효능
- 근육 경련 해소

사용 부위
- 씨와 열매

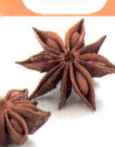

아니스

열매와 씨앗은 여러 가지 치료 효과를 가지고 있다. 향신료뿐만 아니라 민간요법제로 오랫동안 이용되어 왔다.

아니스 씨앗은 통증을 치료하고 장 복통이나 위장에 가스가 찬 증상을 완화해 주는 유용한 민간요법제다. 거담 효과를 가지고 있으며, 기관지염이나 염증을 유발하는 기침에도 효과가 있다. 온화한 여성 호르몬 효능을 가지고 있어서 수유부의 모유 분비를 증가시킨다.

아니스의 열매인 스타아니스(별아니스) 역시 씨앗처럼 많은 효능을 갖고 있다. 근육의 경련을 막아 줄 뿐만 아니라 류머티즘이나 통증, 탈장, 치통 등에 효과를 발휘한다. 씨앗과 열매 모두 심장 자극제 역할을 한다.

아니스를 곁들인 꿀배
(기침에 효과적인)

아니스씨 1/2작은술 가득
배 1개 씨를 도려내고 자른 것
말린 무화과 1개
대추 1개
꿀 1작은술

작은 소스용 냄비에 모든 재료를 넣고 뚜껑을 덮어 45분간 과일이 부드러워질 때까지 천천히 익힌다. 불을 끈 뒤 따뜻할 때 먹는다.

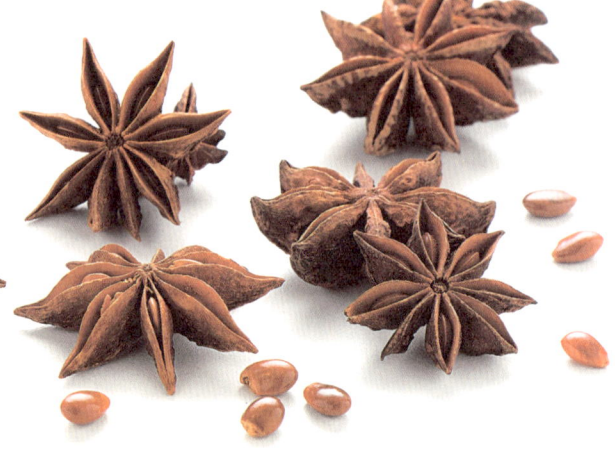

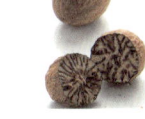

육두구

오랫동안 이용해 온 전통 있는 향신료로, 소화기계 건강에 효과적이다.

육두구는 위와 장에 좋은 천연 자극제이자 마취 효과를 가진 향신료다. 멀미와 구토를 경감시켜 주며, 위장 질환에 효과가 좋다. 설사를 멎게 하고 장을 따뜻하게 하며, 복부 통증을 풀어 준다. 인도 전통 의학인 아유르베다(Ayurbeda)에 의하면 '육두구는 불면증과 감기를 치료하고 피부 건강에 도움이 된다'고 하였다. 혈액의 흐름을 돕고 류머티즘과 습진을 치료하는 데도 효과적이다.

효능 및 작용
- 자극제
- 멀미 완화
- 설사 경감
- 피부 건강

사용 부위
- 씨앗

육두구 연고
(류머티즘과 피부 염증에 좋은)

육두구 간 것 1작은술
바셀린 50g
네롤리 정유 6방울
모슬린 천

뜨거운 물이 들어 있는 냄비에 바셀린이 담긴 그릇을 넣어 녹인다. 여기에 육두구를 넣고 30분간 그대로 두었다가 모슬린 천에 거른다. 약간 식힌 뒤 네롤리 정유를 첨가한다. 커다란 유리병에 넣어 굳힌다. 필요할 때 연고처럼 사용한다.

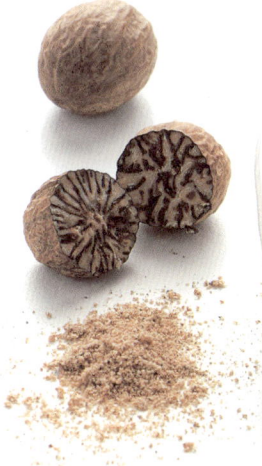
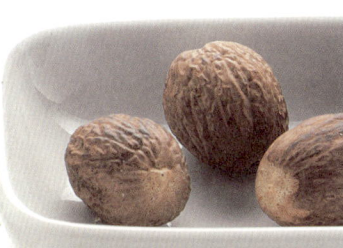

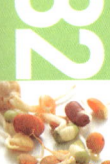

새싹

5천 년 전 중국 의사들에 의해 처음 사용되었으며, 건강에 좋은 효소와 영양소가 풍부하다.

씨앗 형태일 때는 활동하지 않지만 새싹이 되면 강력한 효소를 방출한다. 소화·흡수가 잘되며, 지금까지 알려진 다른 어떤 천연 식품보다 단위 무게당 더 많은 영양소를 제공한다. 이 때문에 우리 몸의 모든 세포의 활동을 도와준다. 비타민C가 풍부하여 면역력을 증강시켜 주고, 브로콜리싹처럼 항암 작용을 하는 것도 있다.

효능 및 작용
- 효소 풍부
- 영양소 밀집
- 소화성 우수
- 항암 작용

사용 부위
- 싹 전체

새싹 샐러드

녹두 새싹 200g(2컵)
알파파 새싹 200g(2컵)
잘게 자른 양상추
기호에 맞는 샐러드 드레싱

그릇에 모든 새싹 채소를 넣고 샐러드 드레싱을 뿌려 섞어 먹는다.

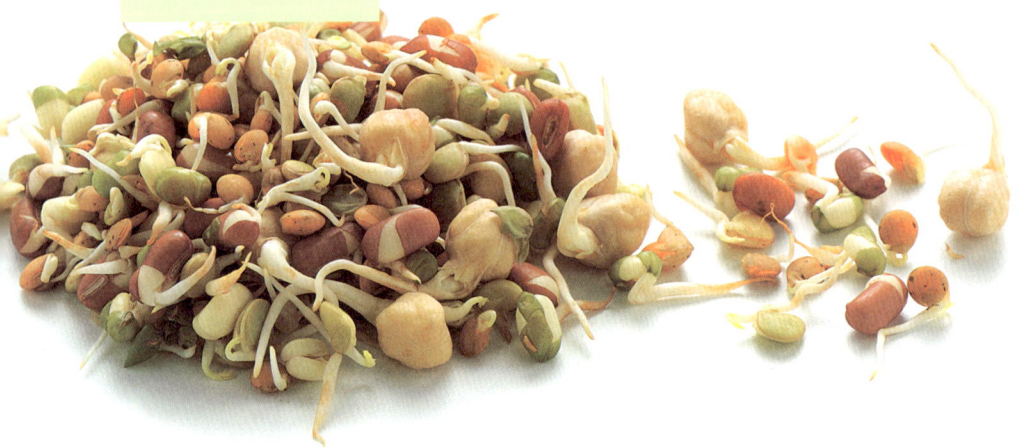

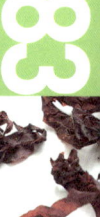

미역

지구상에서 가장 오래된 해조류로, 건강에 좋은 무기질 함량이 매우 풍부하다.

미역은 미량 원소뿐만 아니라 칼륨, 마그네슘, 칼슘, 철분 등의 미네랄이 풍부한 건강 해조류다. 요오드가 풍부하여 소화를 돕고 궤양을 진정시키며, 갑상선과 대사의 기능을 촉진한다. 혈액을 알칼리성화해 주는 점질물과 류머티즘 치료에 좋은 성분이 풍부하다. 간 기능을 돕고 생리 전 증후군(PMS)이나 두통, 피부병을 치료해 주며, 림프선을 깨끗하게 하는 효과도 있다.

효능 및 작용
- 요오드 풍부
- 갑상선 강화
- 점액질
- 간 기능에 도움
- 림프선 정화

사용 부위
- 전체

미역밥

자른 미역 2큰술
따뜻한 물 625ml(2.5컵)
양파 1/2개 다진 것
통마늘 2개 간 것
현미 200g

미역을 헹구어 5분간 따뜻한 물에 담갔다가 살짝 물기를 짜서 다진다. 냄비에 약간의 물과 미역 1큰술을 넣어 가열한다. 양파를 넣고 2분간 저어 가면서 천천히 볶는다. 다른 재료들을 모두 넣은 뒤 남아 있는 물을 넣고 35분 정도 끓여서 먹는다.

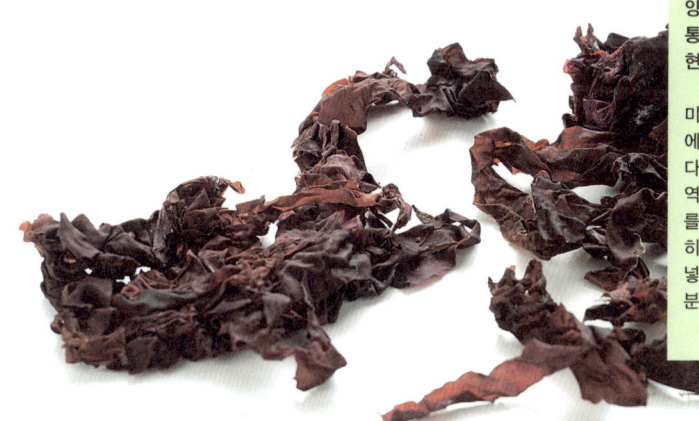

효능 및 작용
- 영양소 풍부
- 영양소 공급
- 단백질 풍부
- 클로로필 풍부
- 정화와 재생 효과
- 방부제

사용 부위
- 잎

고대 성서의 필사본에는 개밀을 완전한 식품으로 묘사했다.

개밀(밀싹)

완전한 식품으로 인정받고 있으며, 위대한 슈퍼 푸드 가운데 하나다.

신선한 개밀에는 모든 비타민B 복합체와 비타민A · C · E · K 등의 비타민을 비롯하여 칼슘, 마그네슘, 망간, 인, 칼륨, 아연, 셀레늄 등의 미네랄, 그리고 여러 가지 효소와 아미노산이 들어 있다. 개밀의 단백질 함량은 40% 이상으로, 이는 치료 과정에서 중요한 역할을 한다.

고체 함량의 70%가 클로로필로 구성되는데, 클로로필은 헤모글로빈 분자와 매우 유사한 성질을 가지고 있는 물질로, 심장 기능을 증진시키고 심장 혈관계와 자궁, 폐 기능을 촉진한다.

클로로필은 또한 빈혈에 효과적일 뿐만 아니라 혈관을 확장시켜 주어 고혈압을 낮춘다. 강력한 항산화제이자 환

개밀 습포

신선한 개밀 1판
화장솜
가제 붕대

개밀 두 줌을 즙을 내어 화장솜을 적신다. 그것을 환부에 붙인 뒤 가제로 안전하게 감싸 20분간 그대로 두었다가 떼어 낸다. 하루 3회 이상 필요할 때 실행한다.

상적인 독소 제거제로도 작용한다. 일반적인 피부병뿐만 아니라 감염이나 궤양으로 인한 상처를 치료하고 살균 작용을 하며, 응혈이나 궤양, 치은염, 목 통증 등의 증상을 치료하는 데 효과가 있다.

> **개밀즙**
>
> **신선한 개밀 1판
> 주서**
>
> 개밀 윗부분을 단단하게 잡은 뒤 날카로운 칼을 이용하여 잘라 낸다. 차가운 물에 씻어서 주서에 넣고 갈아 즙을 낸다. 같은 방법으로 2~3다발 정도를 즙을 낸다. 하루에 2큰술씩 마신다.

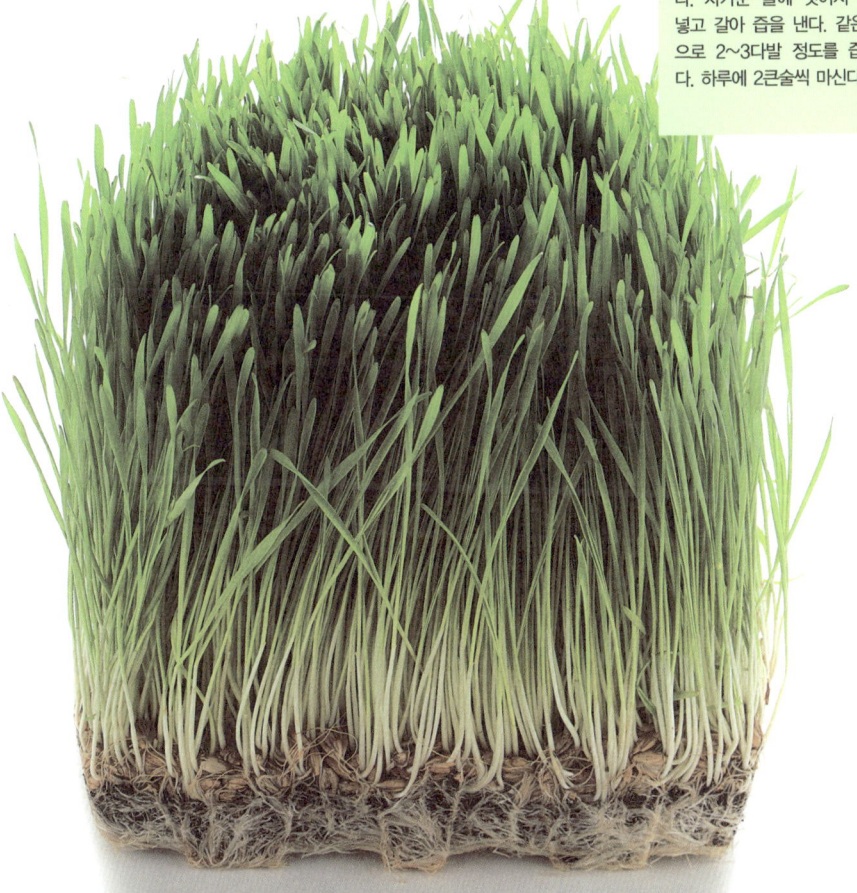

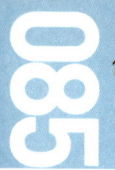
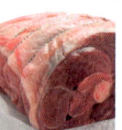

효능 및 작용
- 단백질 풍부
- 빈혈 예방
- 면역력 증강
- 순환기 개선

사용 부위
- 고기

양고기

윤회와 부활의 상징일 뿐만 아니라 영양적으로도 우수한 성질을 가지고 있다.

다른 붉은살 육류와 마찬가지로 양고기에도 철분과 아연 등의 미네랄과 단백질이 풍부하다. 철분은 혈액 속의 산소를 운반하는 능력을 증가시켜 주고, 빈혈과 피로를 예방한다. 아연은 면역력을 강화하는 데 반드시 필요한 성분으로, 감기나 감염 등에 대한 저항력을 높여 준다. 순환기를 개선하고 추위에 강하게 해 주며, 우울증을 치료하는 효과도 있다.

양고기 꼬치 요리

곱게 간 양고기 450g
양파 1개 간 것
소금 1작은술
잘게 다진 파슬리 30g
흑후춧가루 1/4 작은술
올스파이스 1작은술 간 것

모든 재료를 섞어서 1시간 동안 차가운 곳에 두었다가 조금씩 나누어 둥글게 빚는다. 둥근 모양을 그대로 살려 실로 감아 꼬치를 꽂는다. 노릇노릇하게 그릴에 굽는다.

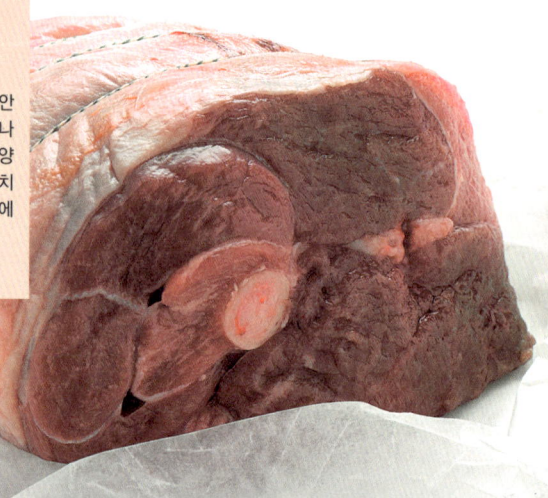

소고기

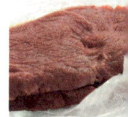

여러 가지 치료 효과를 가진 풍미 가득한 육류다.

동물성 단백질의 풍부한 공급원으로, 철분과 아연을 비롯한 미네랄과 비타민B 복합체가 풍부하다. 만성 피로 증후군이나 빈혈, 우울증, 잦은 기분 변화, 소화 문제 등의 증상을 개선해 준다. 체내 대사를 상승시키고 저혈당을 치료하며 뼈를 강하게 하는 효과도 있다. 가능하면 살충제를 비롯한 나쁜 화학 물질의 영향을 덜 받는 유기농으로 키운 소고기를 이용하는 것이 좋다. 암에 대한 저항력을 높여 주고 저장된 지방이 열량으로 변환되는 과정을 자극하는 효과도 있다.

효능 및 작용
- 미네랄과 비타민B 복합체 풍부
- 빈혈 방지
- 기분 상승

사용 부위
- 고기

소고기 스테이크

스테이크용 소고기 4장
올리브유 2큰술
여러 종류를 섞은 통후추 6큰술
마늘 2쪽 찧은 것
버터 40g
소금·후춧가루(맛내기용)

스테이크용 고기에 올리브유를 바르고 후추를 뿌려 살짝 눌러 준다. 그 위에 찧은 마늘을 골고루 바른다. 커다란 냄비에 버터를 녹여 소고기를 올린 뒤 중불로 양면을 3~4분간 굽는다. 맛을 내기 위해 소금과 후추로 간하면 완성.

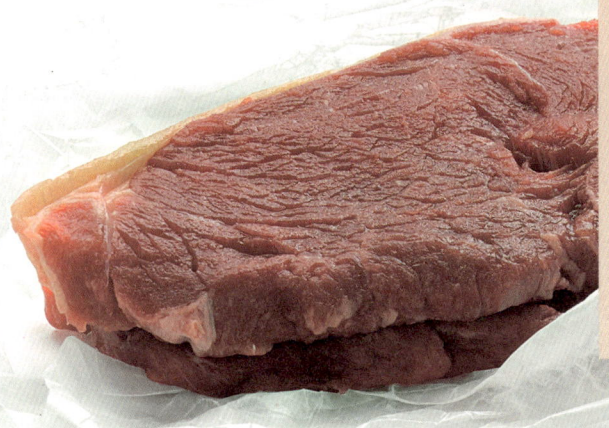

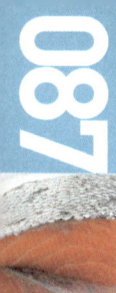

087

연어

오메가-3 지방산을 비롯하여 우리 몸에 좋은 성분이 풍부하다. 다이어트에도 효과적이다.

색이 짙을수록 몸에 좋은 오메가-3 지방산이 더 풍부하다.

효능 및 작용
- 오메가-3 지방산 풍부
- 피부에 좋음
- 신경계 건강 촉진
- 발달 장애 치료

사용 부위
- 고기

연어는 단백질, 무기질을 비롯한 비타민B 복합체의 공급원이다. 오메가-3 지방산 함량이 높아 면역력을 증강시켜 주는 백혈구의 기능을 조절하고, 고혈압과 콜레스테롤 수치를 안정시킨다. 신경계 질환을 치료하고 염증을 감소시킬 뿐만 아니라 암에 대한 저항력도 가지고 있다. 관절염이나 마른버짐, 습진 등의 피부병에도 효과적이다.

연어 요리

연어 토막 500g
고춧가루 1/2작은술
파프리카 가루 1/4작은술
올리브유 4작은술
소금·후춧가루 약간(맛내기용)
고수잎 간 것 4작은술

연어를 4등분한다. 껍질이 아래쪽으로 가게 하여 고춧가루와 파프리카 가루, 올리브유를 뿌려 팬에 굽는다. 소금과 후춧가루로 양념하고 6~8분간 더 굽는다. 4개의 접시에 연어를 올린 뒤 고수잎을 뿌려 먹는다.

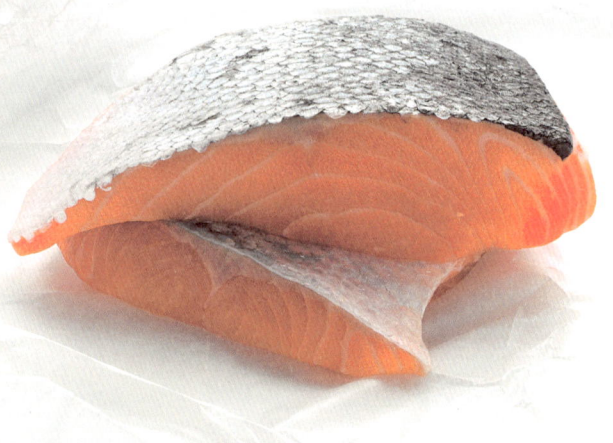

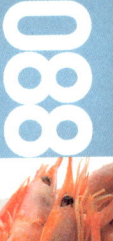

연어 · 참새우 105

088

참새우

갑각류에 속하며, 다른 영양소와 함께 작용하여 소화가 잘되는 단백질이 들어 있다.

새우에는 아연과 셀레늄 등의 항산화제가 풍부하다. 이들 성분은 감기와 감염에 대한 저항력을 키워 주고 심장을 건강하게 하며, 전립선암과 유방암을 예방해 준다. 비타민 B_{12}가 풍부하기 때문에 적혈구에도 매우 중요하다. 갑상선 건강에 필수적인 요오드와 뼈를 건강하게 해 주는 칼슘, 피부와 호르몬 건강을 지켜 주는 오메가-3 지방산도 들어 있다.

효능 및 작용
- 아연과 셀레늄 풍부
- 비타민 B_{12} 풍부
- 갑상선에 좋음

사용 부위
- 껍질을 제외한 모든 부분

> 껍질이 붙어 있는 것이 껍질을 제거한 것보다 맛과 향이 더 좋다.

카리브해 새우 요리

껍질을 까서 깨끗이 씻은 대하 600g
계피 1작은술
쿠민(애기회향) 1작은술
고추 1작은술
카레 가루 1작은술
올스파이스 간 것 1작은술
소금·흑후춧가루 각 1작은술

오븐을 200℃로 예열해 둔다. 그릇에 모든 향신료를 넣고 잘 섞는다. 프라이팬에서 새우를 (껍질째) 넣어 살짝 익혀서 구이용 접시에 옮겨 담아 10분간 굽는다. 쌀밥과 살사 소스를 곁들여 뜨거울 때 먹는다.

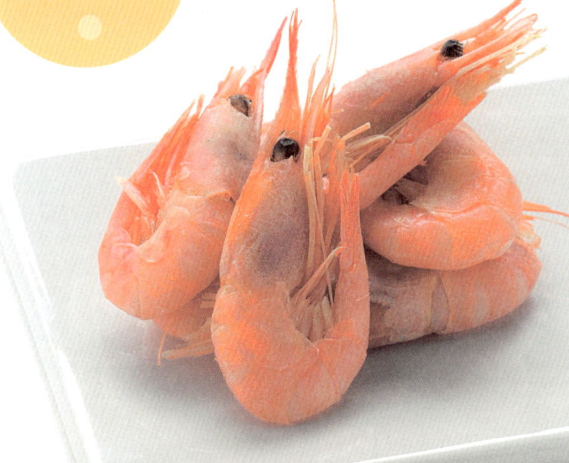

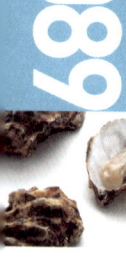

굴

효능 및 작용
- 요오드 풍부
- 생식계 강화
- 아연 풍부
- 비타민E와 오메가-3 지방산 풍부

사용 부위
- 껍질을 제외한 전체

> 굴은 수컷에서 암컷으로 변하는 양성·간성 생물이다.

최음제로 유명하며, 건강에 좋은 비타민과 무기질을 비롯한 여러 가지 영양소가 풍부하다.

굴은 단백질의 좋은 공급원으로 뇌를 증강시키는 비타민 B$_{12}$ 등의 비타민B 복합체가 들어 있어서 피로를 풀어 준다. 칼륨, 철분, 셀레늄을 비롯하여 뼈와 치아를 건강하게 해 주는 비타민D도 들어 있다. 간과 신장을 보하고 불면증이나 불안증, 흥분 상태를 가라앉혀 준다.

  굴은 생식계 건강과 밀접한 관련이 있다. 그중에서도 특히 갑상선 기능과 생식 호르몬의 기능에 필수적인 요오드의 좋은 공급원이다. 한 연구에 의하면 성호르몬을 유도하는 스테롤도 들어 있다고 한다. 그래서 여성이 굴을

굴 & 치즈 요리

신선한 굴 36개 껍질 한 쪽만 떼어낸 것
빵가루 125g(1컵)
버터 1큰술
소금·고추
파슬리 다진 것 15g(1/2컵)
파르메산 치즈 간 것 125g(1컵)
화이트 와인 125ml(1/2컵)

오븐을 180℃로 예열해 둔다. 팬에 버터를 녹여 빵가루를 볶아 1큰술 정도만 남겨 두고 베이킹 접시에 뿌린다. 굴에 빵가루와 소금, 고추를 넣어 양념한다. 남아 있는 빵가루를 뿌린 뒤 파슬리와 파르메산 치즈 가루를 뿌린다. 그 위에 화이트 와인을 부어 15분간 오븐에 구워 뜨거울 때 먹는다.

꾸준히 섭취하면 신체 내 여성호르몬인 에스트로겐의 양이 증가하여 불임과 생리 불순을 치료하는 데 효과를 볼 수 있다. 또한 굴은 아연을 포함한 영양소의 천연 공급원이어서 하루 6개만으로도 이들 영양소를 충분히 섭취할 수 있다. 아연은 정자를 생산하고 성적 충동을 높이는 데 효과가 있다. 면역력 증강 효과도 가지고 있다.

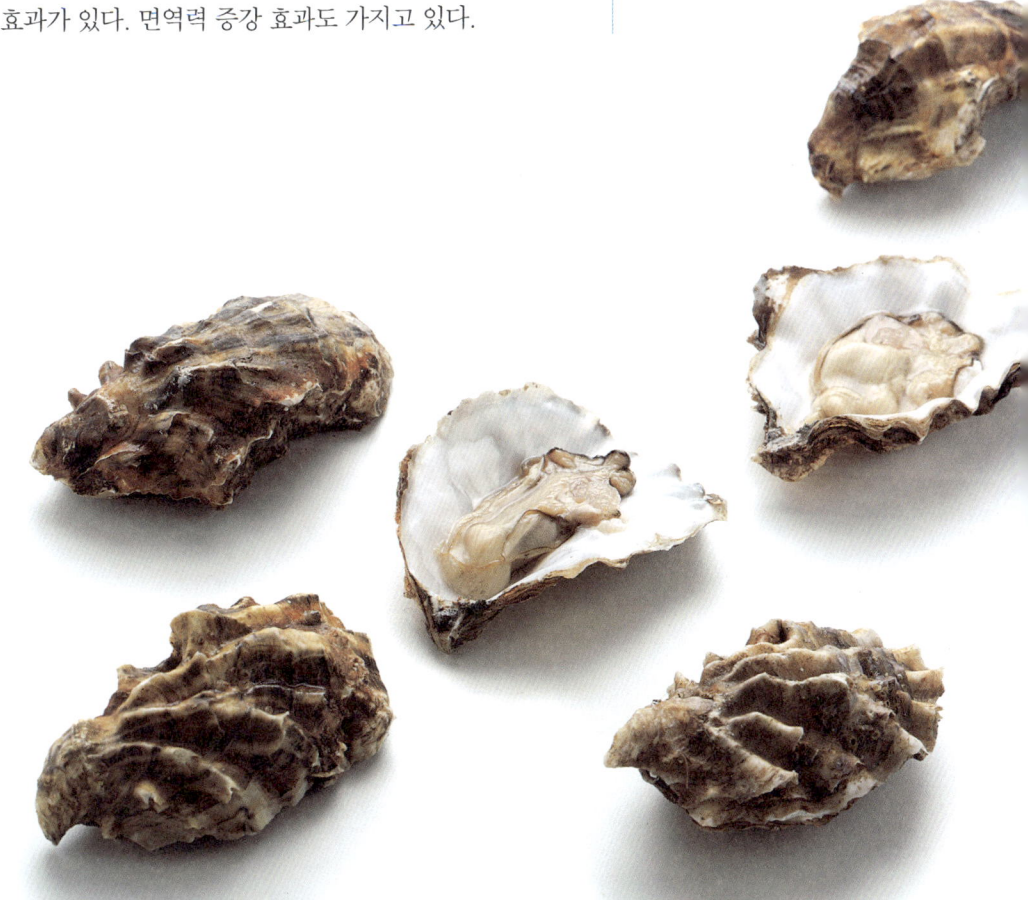

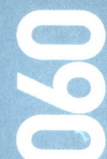

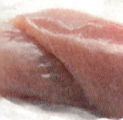

효능 및 작용
- 빈혈 예방
- 면역력 증강
- 비타민B₆ 풍부
- 순환기 촉진
- 진정 작용

사용 부위
- 고기

닭고기

BC 14세기경 고대 이집트인들에 의해 발견된 닭고기는 일상적인 건강 식품이다.

닭고기는 단백질을 비롯한 비타민B 복합체의 좋은 공급원으로, 전 세계적으로 가장 많이 이용되는 육류 가운데 하나다. 흡수하기 쉬운 철분과 아연도 많이 들어 있는데, 가슴살보다는 색이 짙은 부분에 2배 정도 더 풍부하다. 아연과 철분은 빈혈에 대항하고 면역력을 증강시켜 준다. 그중에서도 가슴살에는 비타민B₆가 풍부하여 생리 전 증후군을 완화하는 데 효과가 있다. 또한 닭고기는 순환기를 촉진하고 신장 기능을 도와 설사와 부종을 치료한다. 닭고기 수프는 진정 작용을 하고 원기를 북돋워 주며, 감기와 호흡기 질환에 효과적이다.

닭고기 수프

껍질과 뼈를 제거한 닭 가슴살 225g
닭고기 육수 2.25L(9컵)
마늘 6쪽 찧은 것
생강 1통 2~3조각으로 자른 것
실파 4개 다진 것

냄비에 육수와 마늘, 생강을 넣고 10분간 끓인다. 깍둑썰기 한 닭고기를 넣어 5~7분간 더 끓인다. 생강을 건져 버린 뒤 위에 파를 뿌리면 완성.

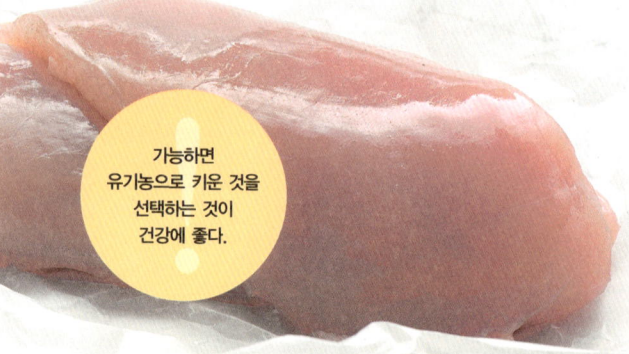

가능하면 유기농으로 키운 것을 선택하는 것이 건강에 좋다.

우유

진정제이자 안정제로, 여러 가지 질병을 예방하고 치료하는 데 효과적인 영양소를 제공한다.

효능 및 작용
- 양질의 단백질
- 칼슘 풍부
- 뼈 강화

사용 부위
- 우유

우유는 특히 어린이의 식사에 유용한 고품질 단백질 식품이다. 약간의 비타민B 복합체를 비롯하여 아연과 철분, 칼슘이 풍부하며, 뼈를 강하게 하고 골다공증을 예방하는 효과가 있다. 연구 결과에 의하면 뇌 건강을 지켜 주고 심장 발작을 예방하는 데도 좋은 효과가 있다고 한다. 이는 우유에 저혈압을 예방하고 콜레스테롤 생산을 줄여 주는 성분이 들어 있기 때문인 것으로 추측된다.

> 아일랜드에서는 백일해로 인해 털이 빠진 양에게 우유를 먹인다고 한다.

우유 & 꿀 목욕 로션
(피부에 영양을 주는)

우유 150ml(2/3컵)
달걀 2개
캐리어 오일* 3큰술
꿀 2작은술
오가닉 샴푸 2작은술
보드카 1큰술

그릇에 달걀과 오일을 넣고 섞은 뒤 다른 재료를 넣어 다시 한번 섞어 유리병에 담는다. 목욕물에 30~45ml 첨가한다. 남은 것은 차가운 곳에 보관하고, 3~4일 이내에 모두 사용할 것.

*캐리어 오일(carrier oil) : 콩류나 식물의 씨앗에서 추출한 오일. 베이스 오일이라고도 함.

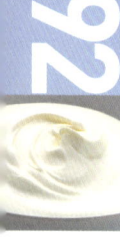

효능 및 작용
- 유익균 풍부
- 항감염
- 위궤양 완화
- 칼슘 풍부

사용 부위
- 발효유

> 고대 베두원족은 열과 움직임이 요구르트의 발효 조건이라는 사실을 발견하였다.

요구르트

우유를 배양하여 만들며, 우리 몸에 좋은 각종 균과 영양소가 풍부하다.

요구르트에는 락토바실루스(lactobacillus)와 비피두스(bifidus) 같은 생 배양균이 들어 있어서 항바이러스·항박테리아 인자의 생성을 자극하고 감염에 대항하게 해 준다. 이들 유익균은 장에서 다른 필수 영양소의 흡수를 도울 뿐만 아니라 유해균을 공격하고 파괴하는 역할을 한다.

또한 요구르트는 비타민B 복합체와 비오틴, 엽산, 비타민B_{12}를 합성한다. 우울증에 대한 저항력을 키워 주고, 건강한 뼈에 필수인 칼슘과 마그네슘의 흡수를 높여 주며

요구르트 & 달맞이꽃 기름 팩(피부에 좋은)

생요구르트 3큰술
달맞이꽃 종자유 2캡슐
꿀 1작은술
비타민E 함유 기름 2캡슐
감자 가루 30g

달맞이꽃 기름이 든 캡슐을 갈라 재료와 함께 그릇에 섞는다. 원하는 만큼의 점성을 얻기 위해 여분의 가루를 첨가한다. 얼굴에 골고루 펴 바른 뒤 20분간 그대로 둔다. 물로 씻어 낸 뒤 얼굴을 살짝 두드려 준다. 원할 때 이용한다(저녁 시간에 하는 것이 좋다).

칼슘 흡수에 필수적인 미량의 비타민D도 들어 있다.

  요구르트는 특히 가려움증이나 화상 등의 원인이 되는 효모 감염을 예방하는 데 효과적이다. 위궤양을 치료하고 암을 예방하는 효과도 있다. 요구르트에 들어 있는 생균제가 장벽을 통해서 직접 흡수되는 효소를 생성한다는 연구 결과도 있다. 이는 우리 몸의 방어 기능을 강화하는 데 도움을 준다.

인도식 요구르트 음료

플레인 요구르트 250g(1컵)
찬물 625ml(2.5컵)
쿠민(애기회향) 씨 1작은술
소금 1/2작은술
박하 다진 것 1/2작은술

모든 재료를 믹서에 넣고 간다.
차가울 때 먹는다.

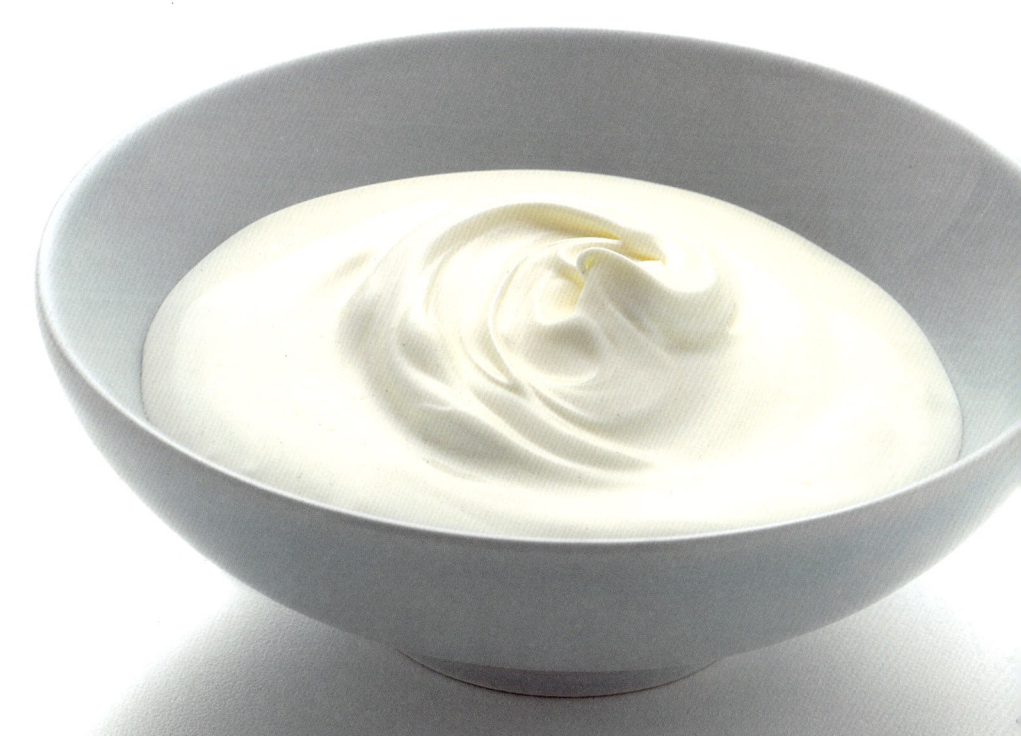

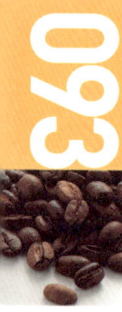

커피

의약품으로 중요하게 여겨진 1600년대에 아라비아에서 유럽으로 전해져 대중적인 음료로 발전하였다.

카페인이 들어 있는 커피는 뇌를 자극하고 정신적 행위와 집중력을 높여 주는 증명된 흥분제다. 기분을 좋게 하고 가벼운 우울증을 고쳐 줄 뿐만 아니라 기관지 근육을 완화하여 천식 치료를 돕고 편두통을 풀어 준다. 이뇨 작용을 하며, 변비를 완화하고 암을 예방하는 효과도 있다. 커피 간 것을 물에 담가 만든 습포는 벌레에 물리거나 타박상을 입었을 때 빠른 치료 효과를 낸다.

효능 및 작용
- 뇌 흥분 작용
- 천식 치료
- 이뇨 작용
- 통변

사용 부위
- 콩(열매)

커피 습포
벌레 물림과 타박상에 좋은

커피 간 것 50g(1/3컵)
물 60ml(1/4컵)
가제 붕대

커피에 물을 적셔 환부에 직접 바른다. 가제 붕대로 덮어 잘 감는다. 커피가 건조해질 때까지 그대로 둔다.

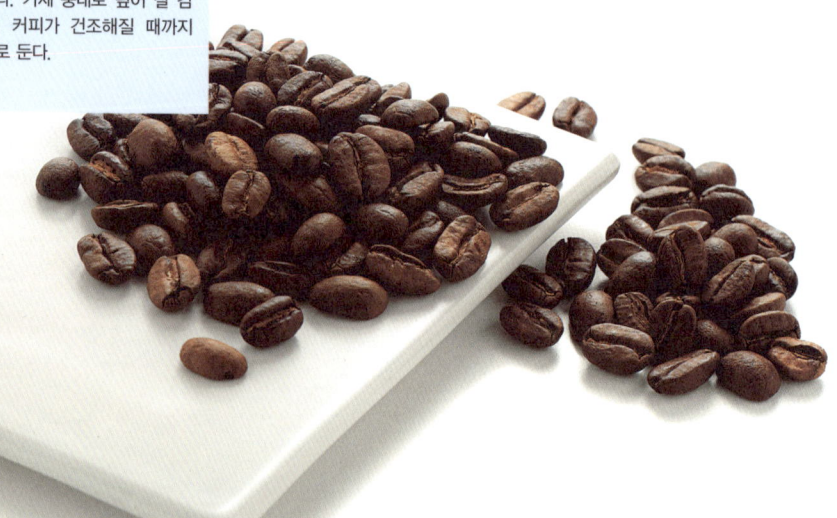

커피 · 차 113

094

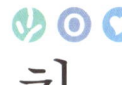

차

세계에서 가장 대중적인 음료로, 기분을 상쾌하게 한다. 오랫동안 치료 목적으로 이용되어 왔다.

차는 피부와 혈액에 좋은 비타민E · K, 성장과 호르몬 기능을 높여 주는 마그네슘, 충치 예방에 효과적인 플루오르(fluorine) 등의 효과적인 영양소가 풍부하다. 미량이긴 하지만 수렴 효과를 가진 탄닌(tannin)이 항박테리아 작용을 하여 위의 감염을 억제해 준다. 떫은 맛 성분인 카테킨(catechin)은 우리 몸에 유해한 활성 산소를 억제하여 피부가 노화되는 것을 막아 준다. 끈끈하고 가려운 부위나 피곤한 눈에 티백을 얹어 놓아도 효과를 볼 수 있다.

효능 및 작용
- 영양식
- 수렴 작용
- 활성 산소 억제

사용 부위
- 잎

다도(茶道)는 차의 치료 효능을 축하하기 위한 목적으로 행해졌다.

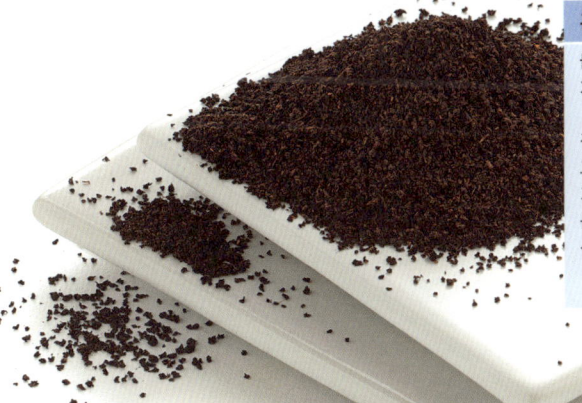

홍차 눈 침액

물 60ml(1/4컵)
가제 붕대

작은 그릇에 홍차 티백 2개를 넣고 물을 붓는다. 적당히 눌러 물기를 제거한 뒤 티백을 뒤집어 눈 위에 각각 얹는다. 10분간 휴식을 취한 뒤 티백을 제거한다.

효능 및 작용
- 소화 촉진
- 효소 풍부
- 관절 건강
- 펙틴 함유
- 피부 건강

사용 부위
- 사과식초

사과식초 음료
사과식초
순도 높은 꿀
물

커다란 유리병에 같은 양의 사과식초와 꿀을 넣은 뒤 잘 섞이도록 흔들어 준다. 증상에 따라 1큰술을 복용하거나 정기적으로 8배의 물을 첨가하여 주스로 만들어 마신다.

사과식초

발효된 사과즙으로 만들며, 효소가 풍부하다. 수 세기 동안 소화 촉진제로 이용되어 왔다.

소화를 돕는 유익한 작용과 더불어 가슴앓이를 진정시켜 주고 대사를 개선하는 효과가 있다. 사과식초에 들어 있는 효소는 칼슘 침전물을 용해하고 관절을 건강하게 한다. 사과식초에는 또한 심장 건강에 좋은 콜레스테롤을 돕는 펙틴이 들어 있으며, 완전한 균형을 이루는 19종류의 미네랄이 들어 있어 건강에 매우 좋다. 피부를 건강하게 해 주는 효과도 있다.

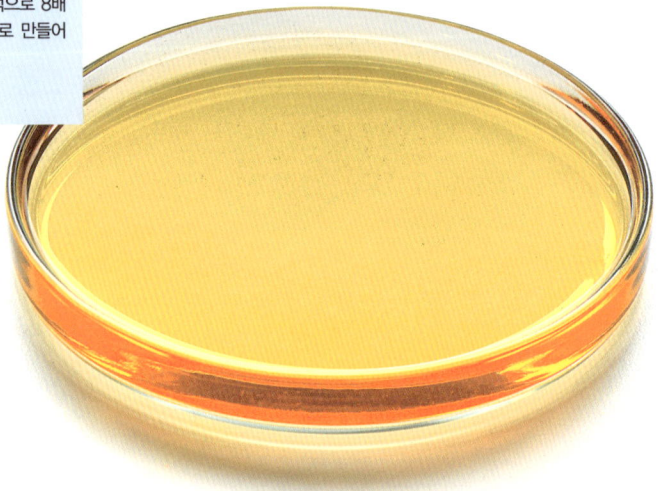

사과식초 · 올리브유 115

올리브유

지중해식 식사에서 빼놓을 수 없는 식품으로, 병을 치료해 줄 뿐만 아니라 심장 질환 위험을 낮춰 준다.

올리브유에는 위험한 저밀도 콜레스테롤 수치를 낮추고 유익한 고밀도 콜레스테롤만을 남기는 단일 불포화 지방산이 들어 있다. 항산화제뿐만 아니라 심장에 좋은 다른 화합물도 들어 있다. 비타민E가 풍부하여 담즙 분비를 촉진하므로 담석을 부드럽게 하고 배출하는 데 효과적이다.

효능 및 작용
- 저밀도 콜레스테롤 수치 낮춤
- 비타민E 풍부
- 담즙 분비 자극
- 완하제

사용 부위
- 익은 올리브 열매 전체

고대 그리스에서는 종교 의식을 할 때 올리브유를 몸에 발랐다.

케이퍼 & 올리브유 요리

엑스트라 버진 올리브유 125ml(1/2컵)
케이퍼 5큰술
속이 빈 녹색 올리브 80g(1/2컵)
앤초비* 조각 2장
마늘 4통

모든 재료를 만능 조리기에 넣고 돌려 빵과 함께 먹는다.

*앤초비(anchovy) : 지중해산 멸치 또는 멸치젓 식욕 촉진제로 사용되는 작은 생선.

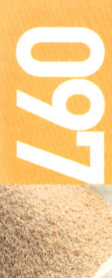

맥주 효모

무기질을 비롯하여 50%에 달하는 단백질과 레시틴, 비타민B 복합체가 들어 있으며, 약리 작용을 인정받아 오랫동안 이용되어 왔다.

효모는 피로와 스트레스로 인한 증상을 치료하는 데 중요한 민간요법제다. 몸에 활력을 주고 면역력을 증강시켜 주는 아연과 핵산(RNA)이 풍부하게 들어 있다. 습포를 만들어 국소적으로 이용하면 피부병을 치료하는 데 효과적이다. 70%의 수분을 가지고 있어 조직을 건강하게 재생시켜 준다.

효능 및 작용
- 피로 해소
- 면역력 증강
- 피부 치료

사용 부위
- 말린 효모

효모 붕대
(피부병에 효과적인)

효모 가루 225g(1컵)
따뜻한 물
목면천
융

효모와 따뜻한 물을 섞어 겨자와 비슷한 농도로 만든다. 목면천에 효모를 발라 환부에 붙인 뒤 융으로 덮어 겨자가 마를 때까지 그대로 둔다. 환부에서 천을 떼어낸 뒤 찬물로 씻어 말린다. 증상에 따라 되풀이한다.

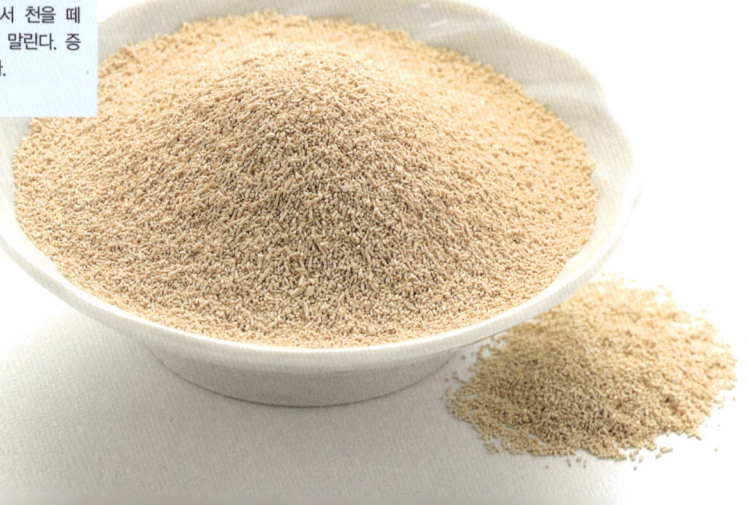

당밀

검고 끈적대며 향미가 풍부한 흑당밀은 영양가 높은 전통 천연 감미료다.

원료에서 설탕을 추출하고 남은 액으로, 철분이 풍부하다. 혈액의 재생과 빈혈, 피로에 효과를 발휘하는 환상적인 민간요법제다. 칼슘, 구리, 망간, 칼륨, 마그네슘 등의 미네랄이 들어 있으며, 골다공증을 예방하고 신경계와 근육을 건강하게 하며, 면역력을 증강시키는 효과가 있다. 폐를 촉촉하게 하고 헛기침을 치료하는 효과도 있다.

효능 및 작용
- 영양소 풍부
- 빈혈 치료
- 골다공증 예방

사용 부위
- 사탕수수에서 채취한 당밀

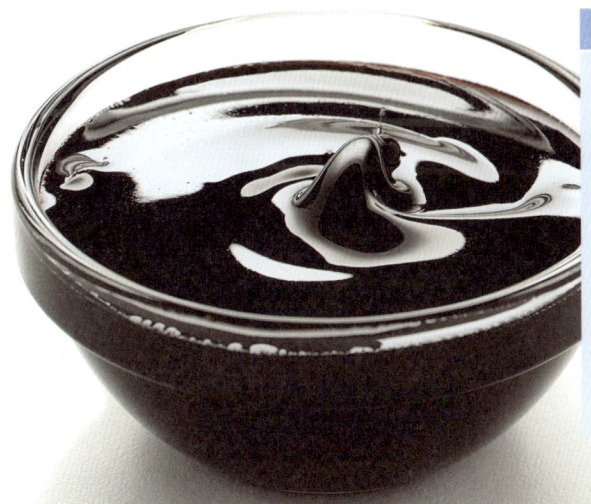

당밀 바비큐 소스

당밀 125g(1/2컵)
토마토 소스 250ml(2컵)
발사믹 식초 125ml(1/2컵)
레몬 2개 분량의 레몬즙
흑설탕 85g(1/2컵)
카이엔 고추(맛내기용)

내열 용기에 모든 재료를 넣고 섞어 끓는 물이 들어 있는 소스용 냄비에 넣는다. 1/3 정도로 줄어들 때까지 가끔씩 저어 가면서 끓인다. 불을 끈 뒤 식히면 걸쭉한 소스 완성.

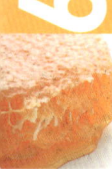

꿀

효능 및 작용
- 불면증 완화
- 진균 감염 치료
- 치료 촉진

사용 부위
- 꿀

과거에는 열량 식품으로 많이 이용하였다. 여러 가지 질병에 민간요법제로 이용한다.

꿀은 벌의 먹이로, 고대 로마인들은 황금 대신 벌꿀을 세금으로 냈다고 한다. 오늘날에는 풍부한 영양과 치료 효과를 가진 황금색 액체로 알려져 있다.

38%의 과당, 31%의 포도당, 1%의 설탕, 9%의 기타 당으로 구성된 꿀은 추가적인 정제나 가공 과정을 거치지 않아도 되는 유일한 천연 감미료다. 저혈당으로 인한 불면증과 감정의 기복을 완화해 주며, 비타민B_6, 티아민, 리보플라빈, 판토텐산, 칼슘, 구리, 철분, 마그네슘, 망간, 인, 칼륨, 나트륨, 아연 등의 미량 미네랄을 비롯하여 많은 영양소를 가지고 있다.

또한 꿀은 인정받은 항산화물로, 포도상구균 바이러스와 칸디다 감염을 유발하는 야기하는 유기체에 대항하는 항진균·항균 효과를 가진 강력하고 광범위한 항생제다. 위병과 기침, 감기를 예방하고 치료해 주는 천연 항균 물질인 프로폴리스(propolis)도 들어 있다. 벌꿀의 항균 효과는 뉴질랜드에서 나는 마누카꿀에서 처음 발견되었는데, 위궤양을 유발하는 헬리코박터 파일로리(helicobacter pylori) 균을 죽이는 효과가 있는 것으로 보여진다.

꿀 드레싱 (상처 치료에 좋은)

꿀
가제 붕대

가제에 꿀을 살짝 발라 환부에 붙인다. 꿀의 양은 상처에서 나오는 분비액에 따라 조절하면 된다. 분비액이 많을 때는 많이 바른다. 필요할 때마다 드레싱한다.

또한 여과되지 않은 꿀에는 화분 입자가 들어 있어 알레르기성 비염을 완화하는 데도 도움이 된다. 국소적으로 사용하면 궤양이나 화상, 상처 치료에 강력한 효과를 발휘하며, 종기를 완화하고 통증을 경감시키는 소염 효과도 있다. 피부 표면 조직의 재성장을 도와준다.

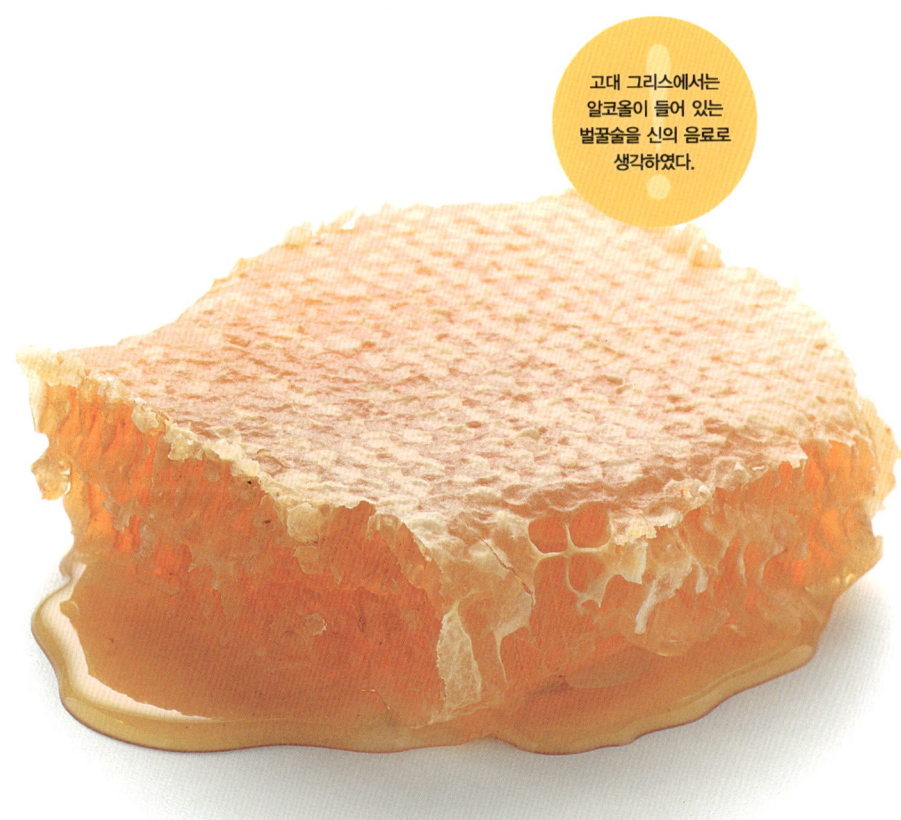

고대 그리스에서는 알코올이 들어 있는 벌꿀술을 신의 음료로 생각하였다.

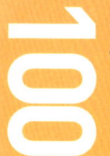

암염

그리스 시대부터 호흡기 질환을 치료하는 흡입제로, 국소적으로는 피부병 치료제로 이용되어 왔다.

소금은 거담 효과가 있어서 기침과 감기, 코 질환으로 인한 증상을 줄여 준다. 식염수 증기를 흡입하면 호흡기 질환으로 인한 증상이 완화되고, 가글하면 목 통증을 치료할 수 있다. 목욕제로 이용하면 몸속의 독소가 방출된다. 피부 상태를 조절하고 습진을 완화해 주며, 피로한 근육을 치료하는 효과도 있다. 질병에 대한 저항력도 키워 준다.

고대 그리스인들은 소금 식품을 먹으면 몸이 건강해진다고 생각했다.

효능 및 작용
- 거담 작용
- 호흡기 질환 치료
- 목 통증 완화
- 면역력 증강
- 피부 상태 조절

사용 부위
- 암염 결정

식염수 코 세척제
(코 질환에 좋은)

소금 한 줌
따뜻한 물 250ml(1컵)
강황 한 줌(선택)

모든 재료를 혼합하여 입구가 좁은 작은 주전자에 붓는다. 좁은 입구를 통해 식염수를 한쪽 콧구멍으로 들이마신다. 머리를 뒤로 젖히고 뱉기 전에 입 뒤로 혼합물이 흘러내리게 한다. 반대쪽 코도 똑같이 한다. 증상에 따라 하루 5회 반복한다.

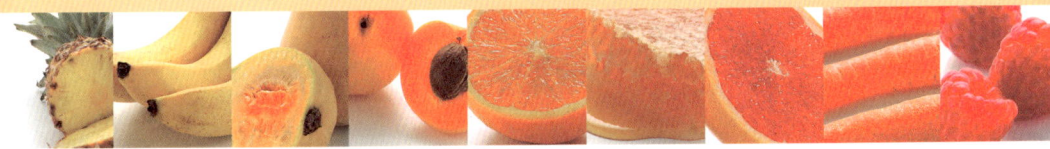

질병별 효과적인 식품

골다공증
뼈에 스펀지처럼 작은 구멍이 나서 무르고 쉽게 부러지는 증상. 칼슘이 풍부한 식품을 많이 먹을 것.

권장 식품
소고기(103쪽), 당밀(117쪽), 브로콜리(37쪽), 우유(109쪽), 조(62쪽), 쐐기풀(82쪽), 귀리(60쪽), 굴(106쪽), 파인애플(14쪽), 참새우(105쪽), 호밀(57쪽), 대두(44쪽), 요구르트(110쪽).

과민성 대장 증후군(IBS)
식품이 원인이 될 수 있으며, 복부 팽만감이나 변비 및 통증, 설사, 불충분한 영양 흡수 등의 증상이 나타난다.

권장 식품
아니스(96쪽), 아스파라거스(31쪽), 캐모마일(87쪽), 민들레(69쪽), 펜넬(64쪽), 고추냉이(79쪽), 귀리(60쪽), 현미(55쪽), 로즈마리(67쪽), 느릅나무(77쪽).

관절염(류머티즘)
견과류와 씨앗류를 비롯한 기름진 생선과 항산화제가 풍부한 과일·채소를 많이 먹는다.

권장 식품
아니스(96쪽), 사과(19쪽), 아티초크(32쪽), 아스파라거스(31쪽), 승마(76쪽), 양배추(36쪽), 카이엔 고추(95쪽), 칙위드(88쪽), 고추(42쪽), 사과식초(114쪽), 엘러플라워(80쪽), 펜넬(64쪽), 아마씨(52쪽), 고추냉이(79쪽), 감초(63쪽), 조(62쪽), 육두구(97쪽), 파파야(23쪽), 연어(104쪽), 세인트존스워트(84쪽), 딸기(17쪽), 강황(94쪽)

기관지염
기관지 내 바이러스 감염 우려가 있는 사람은 유제품으로 인한 점액을 피할 것.

권장 식품
팥(46쪽), 아니스(96쪽), 살구(12쪽), 승마(76쪽), 고추(42쪽), 에치나세아(65쪽), 엘더플라워(80쪽), 아마씨(52쪽), 마늘(73쪽), 생강(92쪽), 고추냉이(79쪽), 라벤더(86쪽), 레몬(10쪽), 양파(41쪽), 세이지(68쪽), 해바라기씨(51쪽), 고구마(34쪽), 타임(81쪽), 물냉이(40쪽).

당뇨병
췌장이 인슐린을 충분히 생산하지 못하거나 몸이 인슐린에 저항함으로써 발생한다.

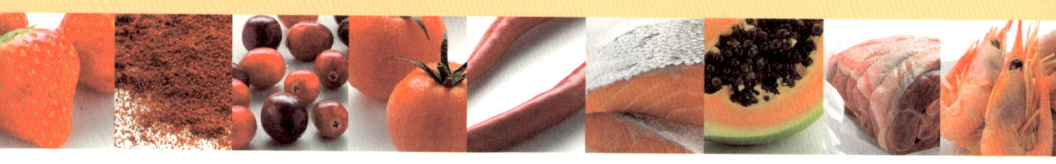

권장 식품
알로에 베라(71쪽), 사과(19쪽), 아티초크(32쪽), 당근(35쪽), 귀리(60쪽), 감자(28쪽), 고구마(34쪽).

두통

불규칙한 식사, 시끄럽고 통풍이 원활하지 않은 주변 환경, 잦은 흥분, 치즈나 초콜릿, 적포도주 등의 특정 식품으로 인해 발생한다.

권장 식품
카이엔 고추(95쪽), 라벤더(86쪽), 감초(63쪽), 박하(66쪽), 로즈마리(67쪽), 호밀(57쪽), 미역(99쪽).

벌레 물림

비누와 물로 씻은 뒤 차가운 압박 붕대를 적용할 것.

권장 식품
커피(112쪽), 유칼립투스(70쪽), 양파(41쪽).

변비

가장 일반적인 원인은 섬유질을 충분히 섭취하지 않기 때문이다. 정백하지 않은 빵과 과일·채소처럼 섬유질이 풍부한 식품을 충분히 섭취할 것.

권장 식품
알로에 베라(71쪽), 사과(19쪽), 바나나(22쪽), 비트(27쪽), 커피(112쪽), 민들레(69쪽), 무화과(13쪽), 아마씨(52쪽), 감초(63쪽), 올리브유(115쪽), 파파야(23쪽), 호밀(57쪽), 대두(44쪽), 시금치(24쪽).

부비강염

코의 통로에 염증이 생긴 증상으로, 두통과 코 막힘 등이 나타난다. 알레르기원을 피하고 소염 작용을 하는 식품과 면역력 증강에 좋은 허브를 많이 섭취할 것.

권장 식품
일반 감기의 권장 식품 참조. 고추냉이(79쪽), 파인애플(14쪽) 추가.

불면증

카페인 등의 자극제에 의해 발생한다. 진정 작용을 하는 허브와 간을 치료하는 데 도움이 되는 식품을 충분히 섭취할 것.

권장 식품
살구(12쪽), 캐모마일(87쪽), 꿀(118쪽), 레몬밤(90쪽), 육두구(97쪽), 귀리(60쪽), 굴(106쪽).

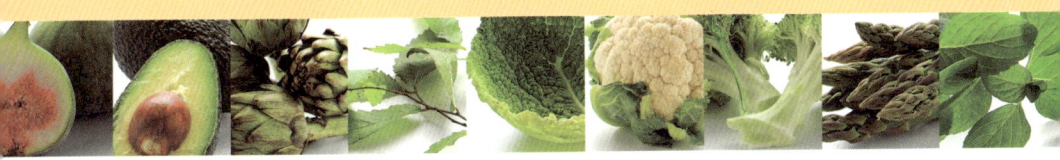

빈혈

몸이 적혈구를 충분히 만들지 못하여 헤모글로빈 수치가 낮을 때 일어나는 증상. 철분이 풍부한 식품을 많이 먹을 것.

권장 식품
살구(12쪽), 소고기(103쪽), 비트(27쪽), 검은콩(47쪽), 당밀(117쪽), 브로콜리(37쪽), 치커리(85쪽), 양고기(102쪽), 렌즈콩(43쪽), 쐐기풀(82쪽), 키노아(56쪽), 호밀(57쪽), 시금치(24쪽), 딸기(17쪽), 개밀(100쪽).

상처

피부와 피부 조직에 난 상처는 피부에 바로 적용하는 습포로 치료할 수 있다.

권장 식품
알로에 베라(71쪽), 메밀(58쪽), 꿀(118쪽), 라벤더(86쪽), 레몬(10쪽), 레몬밤(90쪽), 느릅나무(77쪽), 티트리(89쪽), 타임(81쪽), 개밀(100쪽).

생리 전 증후군(PMS)

여성 질환의 하나로, 과민증이나 긴장, 우울증, 피로, 체액 정체, 복부 통증 등의 증상이 나타난다. 안정을 취하고 소금이나 카페인, 초콜릿과 같은 특정 식품의 섭취를 피할 것.

권장 식품
검은콩(47쪽), 승마(76쪽), 캐모마일(87쪽), 닭고기(108쪽), 화란국화(78쪽), 아마씨(52쪽), 레몬밤(90쪽), 조(62쪽), 쐐기풀(82쪽), 굴(106쪽), 로즈마리(67쪽), 미역(99쪽), 강황(94쪽).

소화 불량

감귤류와 육류의 살코기, 산을 생성하는 식품이 소화 불량을 일으킬 수 있다.

권장 식품
아티초크(32쪽), 바나나(22쪽), 당근(35쪽), 카이엔 고추(95쪽), 사과식초(114쪽), 계피(91쪽), 펜넬(64쪽), 마늘(73쪽), 생강(92쪽), 산사나무(83쪽), 레몬밤(90쪽), 감초(63쪽), 조(62쪽), 파파야(23쪽), 박하(66쪽), 현미(55쪽), 느릅나무(77쪽).

스트레스

과잉된 아드레날린이 방출되어 나타난다. 사소한 근심에서 두통, 체력 소모, 심각한 합병증에 이르기까지 증상이 매우 다양하다.

권장 식품
팥(46쪽), 살구(12쪽), 보리(59쪽), 맥주 효모(116쪽), 캐모마

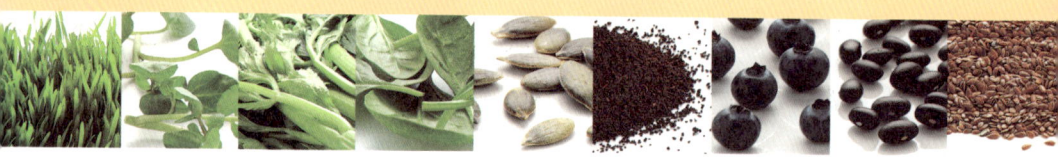

일(87쪽), 인삼(72쪽), 산사나무(83쪽), 레몬밤(90쪽), 대두(44쪽), 해바라기씨(51쪽), 타임(81쪽).

습진

식품 과민증에 의해 일어나는 피부 염증 상태. 알레르기의 원인이 되는 식품의 섭취를 피하고 필수 지방산과 비타민A, 아연이 풍부한 식품을 많이 먹을 것.

권장 식품
아보카도(26쪽), 맥주 효모(116쪽), 당근(35쪽), 카이엔 고추(95쪽), 캐모마일(87쪽), 칙위드(88쪽), 컴프리(74쪽), 아마씨(52쪽), 라벤더(86쪽), 육두구(97쪽), 귀리(60쪽), 파파야(23쪽), 호박씨(50쪽), 키노아(56쪽), 암염(120쪽), 로즈마리(67쪽), 연어(104쪽), 해바라기씨(51쪽), 강황(94쪽), 개밀(100쪽).

알레르기성 비염(화분증)

식물 꽃가루나 집먼지, 진드기, 우유, 달걀, 조개, 견과류, 말린 과일 등의 특정 식품이 원인이다. 알레르기원을 피하는 것이 최고의 치료법. 특정 식품과 허브를 섭취하여 상태를 경감시키는 것도 좋은 방법.

권장 식품
아보카도(26쪽), 비트(27쪽), 엘더플라워(80쪽), 꿀(118쪽), 쐐기풀(82쪽), 파파야(23쪽).

암

특정 식품과 허브가 도움이 된다. 암세포가 성장하는 것을 막아 주는 효과를 인정받은 식품도 있다.

권장 식품
아몬드(49쪽), 소고기(103쪽), 브라질 너트(54쪽), 양배추(36쪽), 당근(35쪽), 콜리플라워(25쪽), 크랜베리(20쪽), 아마씨(52쪽), 버섯(38쪽), 올리브유(115쪽), 양파(41쪽), 감자(28쪽), 참새우(105쪽), 호밀(57쪽), 연어(104쪽), 시금치(24쪽), 새싹(98쪽), 고구마(34쪽), 티트리(89쪽), 토마토(39쪽), 강황(94쪽), 요구르트(110쪽).

요로 감염

미생물이 요로에 남아 증가하면 신장·방광·요도 감염이 발생한다.

권장 식품
팥(46쪽), 보리(59쪽), 블루베리(21쪽), 셀러리(30쪽), 병아리콩(48쪽), 치커리(85쪽), 크랜베리(20쪽), 회향(64쪽), 키노아(56쪽), 세인트존스워트(84쪽).

우울증

우울증 치료에는 정신 요법과 약물이 많이 이용된다.

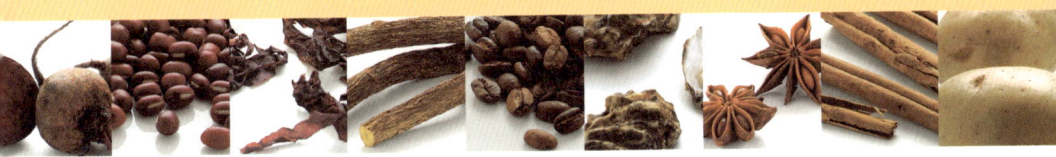

권장 식품
아보카도(26쪽), 브라질 너트(54쪽), 메밀(58쪽), 커피(112쪽), 우유(109쪽), 귀리(60쪽), 라스베리(16쪽), 현미(55쪽), 세인트존스워트(84쪽), 해바라기씨(51쪽).

인플루엔자
감기와 비슷한 증상을 가진 바이러스 감염. 면역력 증강에 좋은 식품과 허브를 많이 섭취할 것.

권장 식품
일반 감기의 권장 식품 참조.

일반 감기
유제품 섭취를 피하고 과일과 채소를 충분히 섭취하여 바이러스에 대한 저항력을 높인다.

권장 식품
블루베리(21쪽), 고추(42쪽), 계피(91쪽), 크랜베리(20쪽), 에치나세아(65쪽), 엘더플라워(80쪽), 유칼립투스(70쪽), 마늘(73쪽), 생강(92쪽), 꿀(118쪽), 레몬(10쪽), 오렌지(11쪽), 박하(66쪽), 참새우(105쪽), 암염(120쪽), 로즈마리(67쪽), 세이지(68쪽), 티트리(89쪽), 타임(81쪽).

진균 감염
알코올과 유제품, 정제당의 섭취를 피하고 효모 섭취를 제한할 것.

권장 식품
마늘(73쪽), 생강(92쪽), 그레이프프루트(18쪽), 꿀(118쪽), 라벤더(86쪽), 조(62쪽), 현미(55쪽), 티트리(89쪽), 타임(81쪽).

천식
천식이 있으면 폐의 공기 통로에 염증이 생긴다. 우유나 보리, 견과류, 생선 등에 들어 있는 알레르기원에 의해 발생한다.

권장 식품
승마(76쪽), 카이엔 고추(95쪽), 커피(112쪽), 엘더플라워(80쪽), 마늘(73쪽), 감초(63쪽), 양파(41쪽), 고구마(34쪽), 타임(81쪽).

체액 정체
많은 자연 요법이 체액 정체를 해소하는 데 도움이 된다.

권장 식품
팥(46쪽), 닭고기(108쪽), 병아리콩(48쪽), 민들레(69쪽), 펜넬(64쪽).

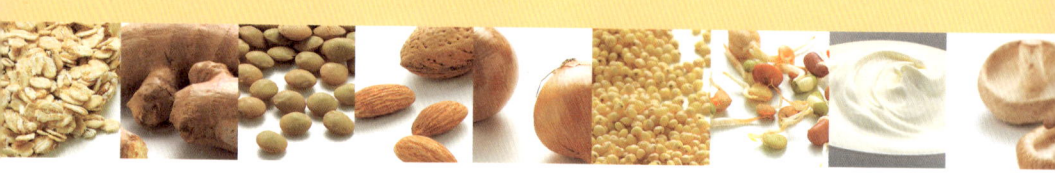

편두통

편두통이 있으면 빛이나 멀미, 구토에 대한 과민 증상뿐만 아니라 심각한 두통이 나타난다. 편두통 유발 잠재 능력을 가진 식품 알레르기원의 섭취를 피할 것.

권장 식품
화란국화(78쪽)

피로

무기력증은 여러 가지 질병의 일반적인 증상이다. 열량 식품을 통해 에너지를 충전할 것.

권장 식품
아티초크(32쪽), 아보카도(26쪽), 보리(59쪽), 당밀(117쪽), 맥주 효모(116쪽), 인삼(72쪽), 꿀(118쪽), 양고기(103쪽), 귀리(60쪽), 오렌지(11쪽), 굴(106쪽), 호박씨(50쪽), 라스베리(16쪽), 현미(55쪽), 로즈마리(67쪽), 대두(44쪽), 시금치(24쪽), 세인트존스워트(84쪽), 개밀(100쪽).

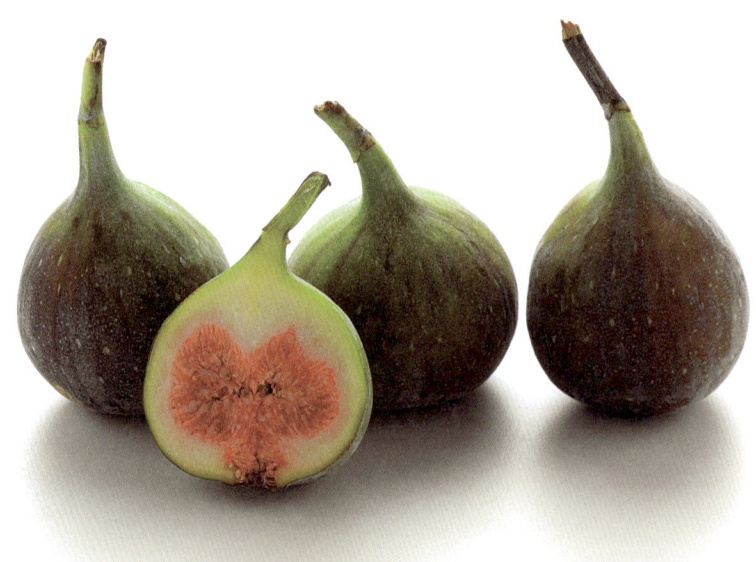

영양소 목록

거담제 : 폐 점막의 분비물을 용이하게 제거하는 물질.
공액 리놀레산(CLA) : 자연적으로 생성되는 이중 결합 구조의 지방산.
구풍제 : 소화관에서 가스를 제거하는 물질.
글리시리진산 : 소염 인자.
락토바실루스균 : 유당과 다른 단당을 유산으로 전환시키는 박테리아.
락토오스 : 소화될 때 락타제인이 필요한 유당.
레시틴 : 세포 구조와 대사 작용에 중요한 인지질의 일종으로, 대두 등에 들어 있다.
리코펜 : 붉은색 색소에서 발견된 항산화 카로티노이드류.
브로멜라인 : 단백질의 소화를 돕는 소염 효소.
비피두스균 : 장에 사는 유익균으로, 감염에 대항한다.
사과산 : 사과에서 발견된 유기산.
생균제 : 결장에 있는 유익균의 에너지원.
스테롤 : 보호 인자로 작용하는 식물섬유에 결합된 지방.
시나린 : 해독 작용을 하는 간을 도와주는 물질.
식물 영양소 : 건강에 좋은 식물 화합물.
식물 리그난 : 자연적으로 생성되는 식물 화합물.
아스파라긴 : 해독 효과를 가진 아미노산.
알기닌 : 동물 단백질에 들어 있는 아미노산.
알란토인 : 세포의 증식을 촉진하고 인대와 뼈를 단단하게 밀착시켜 준다.
연화제 : 피부를 완화시키고 진정시키는 물질.
완하제 : 몸속에서 노폐물을 방출하기 위해 장내의 반응을 자극하는 물질.

이뇨제 : 요소의 분비를 촉진하는 물질.
이소플라본 : 유사 에스트로겐 작용을 하는 화합물.
이콜라이 : 한 종류의 장 박테리아를 의미하는 약자.
인돌 : 방향성 유기 화합물.
점액 : 천연 점성 물질과 관련된 걸쭉한 물질.
진저롤 : 생강의 매운맛 성분.
진통제 : 신경 충격 전도를 차단하거나 감각 기관의 기능을 크게 변화시키지 않고 통증을 덜어 주는 약.
캡사이신 : 고추의 매운맛 성분.
커큐민 : 강황에 들어 있는 해독·소염 성분
케르세틴 : 양파에 들어 있는 소염 플라보노이드.
포도상구균 : 기생하는 박테리아의 일종.
폴리페놀류 : 플라보노이드류와 탄닌류로 구성되어 있다. 항산화성이 강하다.
프로스타글란딘 : 장기나 체액 속에 널리 분포하며, 극히 미량으로도 생리 작용을 한다.
프로테아제 : 단백질 분해 효소.
프록토올리고당 : 과일과 채소에 존재하는 자연당.
플라보노이드 : 소염 효과를 지닌 생리 활성 물질을 가리키는 포괄적 용어.
필수 지방산 : 리놀렌산, 오메가-3 지방산, 단순 포화 지방산을 포함하는 좋은 지방. 체내에서 생산할 수 없기 때문에 반드시 식사를 통해 섭취해야 한다.
항산화제 : 과일과 채소에 들어 있는, 활성 산소의 작용을 억제하는 화합물.
헬리코박터 파일로리균 : 위 내벽에서 만성 염증을 일으키는 박테리아.
활성 산소 : 조직을 파괴하는 반응성이 큰 분자.

찾아보기

감자 28
감초 63
강황 94
개밀 100~101
검은콩 47
계피 91
고구마 34
고추 42
고추냉이 79
굴 106~107
귀리 60~61
그레이프프루트 18
느릅나무 77
닭고기 108
당근 35
당밀 117
대두 44~45
딸기 17
라벤더 86
라스베리 16
레몬 10
레몬밤 90
렌즈콩 43
로즈마리 67
마늘 73
맥주 효모 116
메밀 58
무화과 13
물냉이 40
미역 99
민들레 69
바나나 22
박하 66
버섯 38
병아리콩 48

보리 59
브로콜리 37
블루베리 21
비트 27
사과 19
사과식초 114
산사나무 83
살구 12
새싹 98
생강 92~93
세이지 68
세인트존스워트 84
셀러리 30
소고기 103
스쿼시호박 29
승마 76
쐐기풀 82
아니스 96
아마씨 52~53
아몬드 49
아스파라거스 31
아티초크 32~33
알로에 베라 71
암염 120
양고기 102
양배추 36
양파 41
에치나세아 65
엘더플라워 80
연어 104
오렌지 11
올리브유 115
요구르트 110~111
우유 109
육두구 97

인삼 72
조 62
차 113
참새우 105
치커리 85
칙위드 88
카이엔 고추 95
캐모마일 87
커피 112
컴프리 74
콜리플라워 25
크랜베리 20
타임 81
토마토 39
티트리 89
파인애플 14~15
파파야 23
팥 46
펜넬 64
해바라기씨 51
현미 55
호밀 57
호박씨 50
화란국화 78